EVERY DAY AYURVEDA

BALVINDER SIDHU

EVERY DAY AYURVEDA

- Mit indischem Heilwissen durch die Woche
- 7-Tage-Plan mit Übungen, Inspiration, Tagesziel
- 10 Minuten täglich zum Entspannen, Regenerieren und Krafttanken

Haben Sie Fragen an den Mankau Verlag?
Anregungen zum Buch?
Erfahrungen, die Sie mit anderen teilen möchten?

Besuchen Sie unsere sozialen Netzwerke:
www.mankau-verlag.de/forum

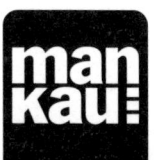

IMPRESSUM

> **Bibliografische Information der Deutschen Nationalbibliothek**
> Die Deutsche Nationalbibliothek verzeichnet diese Publikation in der Deutschen Nationalbibliografie; detaillierte bibliografische Daten sind im Internet über http://dnb.d-nb.de abrufbar.

Balvinder Sidhu
Every Day Ayurveda
Mit indischem Heilwissen durch die Woche
7-Tage-Plan mit Übungen, Inspiration, Tagesziel
10 Minuten täglich zum Entspannen, Regenerieren und Krafttanken
ISBN 978-3-86374-570-7
2. Auflage 2024 (1. Auflage 2020)

Mankau Verlag GmbH
Reschstraße 2
D-82418 Murnau a. Staffelsee
Im Netz: www.mankau-verlag.de
Soziale Netzwerke: www.mankau-verlag.de/forum

Lektorat: Redaktionsbüro Julia Feldbaum, Augsburg
Endkorrektorat: Susanne Langer-Joffroy M. A., Germering
Gestaltung Umschlag: Andrea Barth, Guter Punkt GmbH & Co. KG, München
Layout und Satz: Lydia Kühn, Aix-en-Provence, Frankreich
Energ. Beratung: Gerhard Albustin, Raum & Form, Winhöring

Bildnachweis:
© Grafikstudio Heike Brückner, Regensburg 119, 122, 134, 142, 147, 150–155
Ornamentik aus dem Markenlogo »Every Day Ayurveda«: © **KAYA VEDA GmbH, Augsburg**
© **stock.adobe.com** adrian_ilie825: 5, 12–13; StockImageFactory: 6, 82–83; Ninja SS: 16; mozZz: 20; Africa Studio, tomertu, photo 5000: 27; Viktor Kochetkov: 41; peterschreiber. media: 43; chamillew: 46; Kzenon: 51; radiokafka: 55; Olesia: 56; olania: 59, 60; mimagephotos: 65; myboys.me: 71; ahockwin: 75; Matthias Stolt: 76; Alessandro Grandini: 78; dampoint: 104–105; silatip: 107; Kalim: 129; Mrsuchat: 137; John Smith: 146

Druck: Westermann Druck Zwickau GmbH,
Zwickau/Sachsen

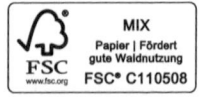

Wichtiger Hinweis:
Verlag und Autorin haben bei der Erstellung dieses Buches Informationen und Ratschläge mit Sorgfalt recherchiert und geprüft, dennoch erfolgen alle Angaben ohne Gewähr; Verlag und Autorin können keinerlei Haftung für etwaige Schäden oder Nachteile übernehmen, die sich aus der praktischen Umsetzung der in diesem Buch dargestellten Inhalte ergeben. Bitte respektieren Sie die Grenzen der Selbstbehandlung, und suchen Sie bei Erkrankungen einen erfahrenen Arzt oder Heilpraktiker auf.

INHALT

Vorwort – Warum Ayurveda dein Leben
verändern kann 8

1
WAS AYURVEDA SO EINZIGARTIG MACHT

Die Ursprünge des Ayurveda und
seine Entwicklung 14
    Das Wichtigste in Kürze – Uraltes Wissen, zeitlos und aktuell 14
    Meditation der Mönche als Ursprung 16
    Wissen zum Wohle aller Menschen 18
    Die Einheit von Körper, Geist und Seele 19
    Ayurveda heute – in Indien und in der westlichen Welt 21

Die Bedeutung der Lebensenergien (Doshas) 24
    Das Wichtigste in Kürze – Luft und Raum,
    Feuer und Wasser, Wasser und Erde 24
    Das individuelle Gleichgewicht der Lebensenergien als
    Schlüssel zu deiner Gesundheit 26
    Die Doshas wirken in jeder unserer Zellen 28
    Die Vata-Energie 31
    Die Pitta-Energie 33
    Die Kapha-Energie 34

Zentrale Elemente des Ayurveda 37
    Das Wichtigste in Kürze – Alles, was wir aufnehmen,
    stärkt oder schwächt uns 37

Was gesund ist, lässt sich nicht verallgemeinern	40
Balance der Lebensenergien	42
Grundlagen ayurvedischer Ernährung	45
Regelmäßige Reinigung und Entschlackung	50
Spiritualität, Meditation, Yoga und Chakren	54

Gesundheit aus ayurvedischer Sicht 62

Das Wichtigste in Kürze – Die Verantwortung liegt bei uns selbst . . 62
Das Prinzip der Eigenverantwortung 64
Gesundheit und Glück 67
Antworten auf Probleme unserer Zeit – Achtsamkeit und Werte . . . 70

Ayurvedische Diagnosetechniken 73

Das Wichtigste in Kürze – Den ganzen Menschen erfassen 73
Wie Ayurveda-Therapeuten arbeiten. 74

2
PRAXISTEIL
SO GESTALTEST DU MIT EVERY DAY AYURVEDA DEINE WOCHE

Dein persönlicher Dosha-Selbsttest 84

Wer und wie bin ich? 84

Die wichtigsten Tipps für dein Dosha 90

Vata, Pitta oder Kapha? 90
Die Heilkraft der Farben nutzen 96

Das Lebensrad – Bring dein Leben in Balance 98
Ziele definieren 100

Wie du die Every-Day-Ayurveda-Methoden am besten für dich nutzt 102

Gedanken-Tagebuch 102
Meditation 103
Yoga 104
Mantras und Affirmationen 104
Lebensmittel 105

Dein Tagesablauf mit Every Day Ayurveda 106

Eine Woche Gesundheit und Wohlbefinden 106
Montag – Mit Energie in die Woche starten 109
Dienstag – Gib deinem Tag Plan und Struktur 115
Mittwoch – Motivation und Kraft für deine Wochenmitte 121
Donnerstag – So bleibst du konzentriert 128
Freitag – Dankbarkeit und Loslassen 133
Samstag – Entspanne dich ohne schlechtes Gewissen 138
Sonntag – In perfekter Balance 144
Extra – Der Sonnengruß 149

Schlusswort: Das Glück ist immer da 156

Danksagung 157

Büchertipps aus meiner Feder 158

Register 158

VORWORT – WARUM AYURVEDA DEIN LEBEN VERÄNDERN KANN

Liebe Leser,
der buddhistische Mönch Thich Nhat Hanh hat einmal gesagt: »Wenn die Achtsamkeit etwas Schönes berührt, offenbart sie dessen Schönheit. Wenn sie etwas Schmerzvolles berührt, wandelt sie es um und heilt es.« Ist das nicht wundervoll?
Achtsamkeit ist in unserer Zeit ein viel benutztes Wort. Wenn ich mich im Alltag umschaue, fällt mir allerdings auf, dass der tägliche Umgang, das geschäftige Treiben auf den Straßen nicht wirklich von Aufmerksamkeit und Achtsamkeit geprägt sind. Ein entspanntes, freudiges und offenes Lächeln auf dem Gesicht ist eher die Ausnahme. Viele Menschen wirken sehr angespannt und getrieben. Es gibt wenig Miteinander, mehr Neben- und Gegeneinander. Ich erlebe viel Konkurrenzdenken und Egoismus.
Geht es dir auch so?
Ich bin ein zutiefst optimistischer Mensch. Wenn ich im Berufsverkehr mit dem Auto unterwegs bin, beim Einkaufen den »Kampf« um die kürzeste Schlange betrachte oder das politische Weltgeschehen verfolge, frage ich mich dennoch manchmal: Wohin entwickelt sich die Menschheit da nur? Ist das nicht die völlig falsche Richtung? Vielleicht kennst du diese Fragen und Zweifel von dir selbst.
Tatsächlich erlebe ich, dass es sehr vielen Menschen heute nicht wirklich gut geht in ihrem Leben. Ayurveda, eines der ältesten

VORWORT

Heilkonzepte der Welt, weiß, dass sich das Innere des Menschen im Außen spiegelt. Wenn sich also viele Menschen nicht in und mit sich wohlfühlen, und zwar auf körperlicher, geistiger und seelischer Ebene, dann offenbart sich das in einem unharmonischen, ja, aggressiven Miteinander.
Wie können wir aber mit anderen achtsam und wertschätzend umgehen, wenn wir diese Achtsamkeit nicht einmal uns selbst gegenüber ausreichend praktizieren?

DAS INNERE SPIEGELT SICH IM AUSSEN.

Wir leben in einer Zeit, in der der Lebensstandard sehr hoch ist. Die Wohnungen sind im Vergleich zu früheren Generationen geräumiger und komfortabler, es gibt eine größere Auswahl an hochwertigen Lebensmitteln, die Arbeitsbedingungen sind besser. Gleichzeitig hat sich die Technik rasant entwickelt. Das ist wunderbar.
Doch mir scheint, dass die starke Konzentration auf das Außen, auf materielle Dinge und die vielfältigen Ablenkungen, die die digitale Welt bietet, vielen von uns den Blick auf das wirklich Wesentliche und auf unser Selbst verstellt hat. Gestresst wie ein kleiner Hamster im Laufrad funktionieren viele Menschen einfach nur. Sie entwickeln eine Art Tunnelblick, finden keine Zeit zum Innehalten und Reflektieren. Achtsamkeit, Gegenwärtigkeit und Sinnhaftigkeit, die Erfüllung schenken, bleiben häufig auf der Strecke.
In der hinduistischen Advaita-Lehre fragt ein junger Mönch den Meister: »Wie kann ich mich nur befreien?«
Der Meister antwortete: »Wer hat dich nur versklavt?«
Nur du selbst bist in der Lage, dich zu befreien. Du selbst trägst in dir den Schlüssel zu Glück und Gesundheit. Ayurveda hilft dir dabei, ihn zu finden. Deshalb kann dieses alte Wissen dein Leben verändern. Ich lade dich mit meinem Buch dazu ein, mir

VORWORT

auf diesem Weg zu folgen. Er ist zunächst vielleicht etwas ungewohnt, doch er ist nicht schwer zu gehen. Im Gegenteil: Der Weg ist voller Leichtigkeit und Freude. Ayurveda ebnet dir den Pfad zu einem selbstbestimmten gesunden Leben.

Das Heilkonzept steht jedem offen, der bereit ist, die Verantwortung für sein eigenes Leben zu übernehmen. Das ist der wichtigste und zugleich der schwerste Teil des ayurvedischen Weges. Doch es lohnt sich für dich! Ich möchte dich darum bitten, dir die Verantwortung und damit die Gestaltungshoheit über dein Leben zurückzuholen.

> WIR TRAGEN DEN SCHLÜSSEL ZU GESUNDHEIT UND GLÜCK IN UNS. AYURVEDA HILFT UNS, IHN ZU FINDEN!

Mit ayurvedischen Bausteinen wie Ernährung und Verdauung, Reinigung und Entschlackung, Spiritualität und Bewegung, Ölmassagen, Pflanzen und Kräutern kannst du Körper, Geist und Seele in Einklang bringen. Du erkennst, was du brauchst, um dich wirklich in deiner Haut wohlzufühlen, Herzenswünsche in deiner Seele zum Klingen zu bringen und Menschen und Beziehungen zu leben, die dich nähren und wachsen lassen.

Das Wunderbare am ayurvedischen Weg ist, dass ihn jeder Mensch zu jeder Zeit seines Lebens ohne großartige Vorbereitung einschlagen kann. Es ist nie zu spät. Jetzt ist genau der richtige Zeitpunkt! Du brauchst dazu lediglich jeden Tag ein paar Minuten Zeit und den Willen zur Veränderung. Die Philosophie der indischen Weisen kennt keine starren Regeln und keine Vorwürfe – sie holt dich in respektvoller und aufmunternder Art und Weise genau dort ab, wo du dich aktuell befindest.

Genauso möchte ich dich auch in diesem Buch begleiten. Du bist ein Mensch, der sich entwickeln möchte, der auf der Suche ist, der nicht auf andere schimpft, sondern seine Geschicke selbst in die Hand nimmt. Ich fühle mich dir in diesem tiefen Sinne sehr

VORWORT

verbunden. Aus ayurvedischer Sicht sind ohnehin alle Lebewesen miteinander in Verbindung. Das ist der Grund, warum ich dich in diesem Buch mit dem persönlichen »Du« anspreche.
Das uralte und doch zeitlose ayurvedische Wissen ist heute vielleicht wichtiger denn je. Mein Herzenswunsch ist es, dass möglichst viele Menschen daran teilhaben. Ich glaube daran, dass dies nicht nur jedem Einzelnen, sondern auch unserer Welt mehr Glück, Frieden und Freiheit bringen wird.
Du findest in diesem Ratgeber ein Programm für jeden Wochentag. Für die Meditationen, Mantras, Yogaübungen und weiteren Tipps brauchst du nur wenige Minuten – aber es wird sich vielfältig in allen Lebensbereichen auszahlen! Mit einigen Rezeptideen lade ich dich zudem dazu ein, die wunderbare ayurvedische Küche zu testen. Ich wünsche dir, dass du mit »Every Day Ayurveda« perfekt durch die Woche kommst, dass es dich – wie so viele andere – »süchtig« nach mehr Ayurveda macht und du dich auf jeden neuen Tag deines Lebens freust.
Im ersten Teil dieses Ratgebers erfährst du mehr über die wichtigsten Philosophien und Bausteine des Ayurveda. Du kannst natürlich auch gleich beim Praxisteil einsteigen und die »Theorie«, wann immer du Zeit hast, nachlesen. Glaube mir, es ist absolut faszinierend, wie umfangreich und hochaktuell die Erkenntnisse sind, welche die vedischen Weisen vor Jahrtausenden gewonnen haben. Zu Anfang jedes Kapitels im ersten Teil findest du eine Zusammenfassung der wichtigsten Informationen.

Viel Freude und Wohlgefühl in deiner perfekten Woche mit Every Day Ayurveda.

Deine Balvinder Sidhu

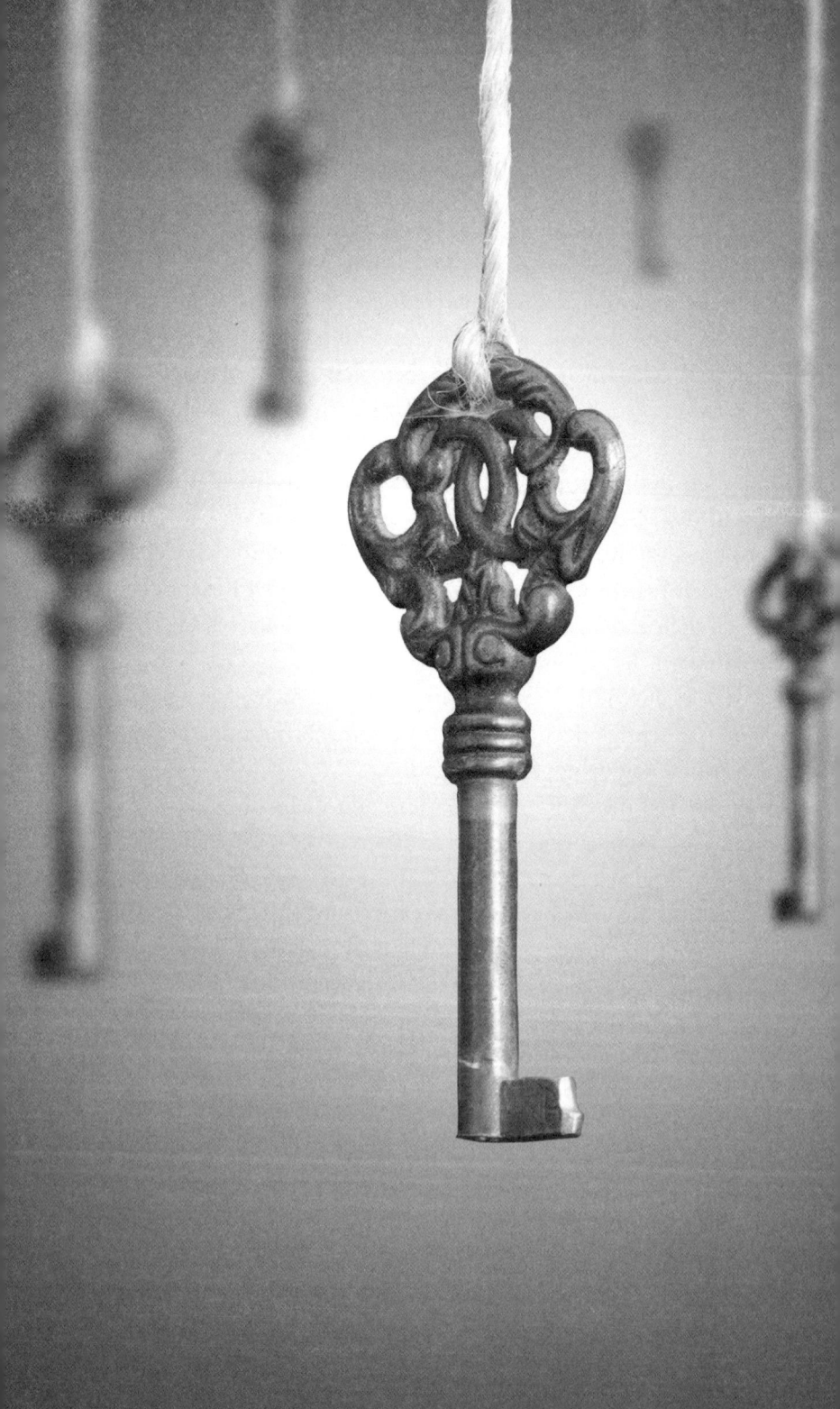

1
WAS AYURVEDA SO EINZIGARTIG MACHT

DIE URSPRÜNGE DES AYURVEDA UND SEINE ENTWICKLUNG

Das Wichtigste in Kürze – Uraltes Wissen, zeitlos und aktuell

Das Wort »Ayurveda« stammt aus dem Sanskrit und heißt wörtlich übersetzt »Wissen vom Leben«. Eine sehr treffende Bezeichnung, wie du noch merken wirst. Ayurveda ist zwischen 3000 und 5000 Jahre alt und damit eine der ältesten Gesundheitslehren der Welt. Sie bietet einen unglaublichen Erfahrungsschatz. Zu ihren Erkenntnissen gelangten die indischen Heiler durch tiefe Meditation. Zunächst wurde das Heilwissen von Mund zu Mund überliefert. Schließlich entstanden die Schriftensammlungen (Veden), die die Grundlage der ayurvedischen Medizin bilden. Sie wurden im Lauf der Jahrhunderte immer wieder aktualisiert.
Wichtigste Grundlage der ayurvedischen Lehre ist, dass Körper, Geist und Seele eine untrennbare Einheit bilden. Ein ayurve-

discher Mediziner oder Therapeut wird daher bei körperlichen Symptomen immer verschiedenste Aspekte deines Lebens und deiner Lebensbedingungen erfragen und untersuchen. Dank dieses ganzheitlichen Ansatzes können gesundheitliche Probleme gelöst werden – zum Beispiel chronische Erschöpfung, Burn-out oder Immunschwäche –, für welche die Schulmedizin oft keine Erklärung findet.

Nicht nur Körper, Geist und Seele gehören aus ayurvedischer Sicht zusammen. Letztlich ist alles Teil eines Ganzen oder anders gesagt: Alles ist miteinander verbunden. Der Mensch ist ein Teil seiner Umwelt. Und in jedem kleinsten Atom ist zugleich auch das vollkommene Universum enthalten. Die Gesetze des Mikrokosmos entsprechen dem Makrokosmos.

> BEI EINEM KÖRPERLICHEN SYMPTOM SOLLTEN KÖRPER, GEIST UND SEELE BETRACHTET WERDEN.

Wenn dies dein erster Kontakt mit Ayurveda ist, klingt das vielleicht für dich sehr esoterisch oder gar verrückt. Tatsächlich bestätigen wissenschaftliche Teilgebiete wie die Quantenphysik heute mehr und mehr die Theorien, die die indischen Weisen bereits vor Jahrhunderten formuliert haben.

Das uralte ayurvedische Wissen ist zugleich zeitlos und hochaktuell, da es Antworten auf viele Fragen unserer Gesellschaft liefert. In großen Teilen Indiens ist Ayurveda heute das dominierende Gesundheitssystem, das auch wissenschaftlich gelehrt wird. Seit mehreren Jahrzehnten hat man auch im Westen die Einzigartigkeit des Ayurveda erkannt. Das Heilwissen wurde an die Lebensbedingungen und die Bedürfnisse der Menschen angepasst und wird heute von vielen Ayurveda-Therapeuten in Praxen und Kliniken weitergegeben. Es gibt zudem immer mehr Schulmediziner, die das Potenzial des Ayurveda erkennen und mit Ayurveda-Therapeuten zusammenarbeiten.

Meditation der Mönche als Ursprung

Ist es nicht faszinierend, sich vorzustellen, wie sich die Mönche und Seher (Rishis) in Indien vor Tausenden von Jahren im Schneidersitz niederließen, ihre Augen schlossen, meditierten und so zu den unglaublich klaren, bis heute gültigen Einsichten gelangten, die das Fundament des Ayurveda bilden? Das ayurvedische Verständnis der Funktionsweise unserer Organe, unseres Blutkreislaufs, das Wissen um die Einheit von Körper, Geist und Seele und die Existenz zentraler Energiepunkte hat bis heute Gültigkeit. Es hatte zudem starke Einflüsse auf andere Heilkonzepte wie die Traditionelle Chinesische Medizin.

Der Überlieferung nach wurde den indischen Weisen dieses wertvolle Wissen von den Göttern geschenkt. Keine Angst, daran musst du nicht glauben. Etwas anderes ist in diesem Zusammenhang sehr viel wichtiger: Wenn Meditation der Ursprung des ayurvedischen Heilwissens ist, dann bedeutet das auch, dass jeder von uns diesen Schatz in sich trägt.

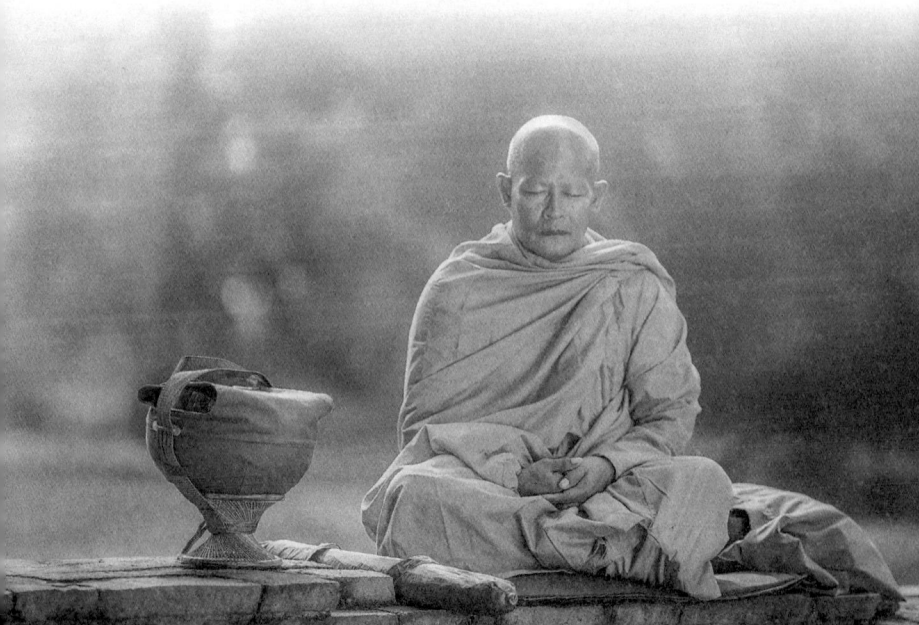

Dies ist einer der wunderbaren Eigenschaften des ayurvedischen Gesundheitskonzepts: Du brauchst keine komplizierten Schriften lesen oder dir teure Gerätschaften anschaffen; im Grunde ist alles, was du für deine Gesundheit und dein Wohlbefinden brauchst, bereits da, in dir! Die ayurvedischen Methoden wie Meditation, Yoga oder Massage helfen dir dabei, die Quelle zu deinem intuitiven Wissen darüber, was dir wirklich guttut, was du für ein glückliches, gesundes Leben brauchst, wiederzuentdecken.

Harmonie von Körper, Geist und Seele

Meditation bedeutet für mich, dass man sich in sein Selbst versenkt und dabei gleichzeitig darüber hinauswächst. Mittels Konzentration und Achtsamkeit wird dabei versucht, den Geist zu beruhigen. Gelingt dies, kann man hinter die Gedanken und Gefühle treten, sich von ihnen distanzieren. Man wird so zum inneren Beobachter.

DIE AYURVEDISCHEN METHODEN UNTERSTÜTZEN UNS DABEI, UNSER INNERES HEILWISSEN WIEDERZUENTDECKEN.

Insbesondere in östlichen Kulturen, zunehmend aber auch im Westen, spielt diese Übung eine wichtige Rolle, um eine Harmonie zwischen Körper, Geist und Seele herzustellen und das Bewusstsein erweitern zu können.

In vielen spirituellen Richtungen wird das Einssein mit der Welt sowie dem Göttlichen und damit einhergehend ein Zustand völliger Glückseligkeit – die Erleuchtung – als Ziel der Meditationsübung gesehen. Nach einiger Meditationspraxis ist es auch mir schon gelungen, einen Bewusstseinszustand zu erreichen, in dem die Trennung zwischen Ich und Welt aufgehoben scheint. Der Philosoph und Psychiater Karl Jaspers (1883–1969) bezeichnete dies als Aufhebung der Subjekt-Objekt-Spaltung.

Ich stelle mir vor, dass die Rishis vor Jahrhunderten einen ähnlichen Zustand erreichten, als ihnen die tiefen Einsichten über das Wesen der menschlichen Gesundheit zuteilwurden. Aber auch losgelöst von jeder Spiritualität kann Meditation Heilung bringen: Es ist mittlerweile wissenschaftlich erwiesen, dass regelmäßige Meditation Aufmerksamkeit und Konzentration sowie andere kognitive Fähigkeiten verbessern.
Studien zeigen zudem, dass Meditation einen positiven Einfluss auf die Stimmungslage hat, wir besser mit belastenden Gefühlen umgehen können und starke Selbstheilungskräfte entwickeln. Im Praxisteil des Ratgebers lade ich dich dazu ein, einfache, kurze Meditationen in deinen Tagesablauf zu integrieren. Probiere es aus!

Wissen zum Wohle aller Menschen

Kommen wir zurück zu den ersten ayurvedischen Heilern: Zunächst gaben sie ihr Wissen mündlich weiter. Es sollte geteilt werden und sich immer weiter vergrößern zum Wohle aller Lebewesen. Letztlich spielt es keine Rolle, ob dies nun vor 3000 oder vor 5000 Jahren stattfand oder ob Ayurveda sogar noch älter und damit das am längsten existierende Gesundheitskonzept der Welt ist, wie andere sagen.
Das schriftliche System des Ayurveda ist Teil der heiligen Schriften des Hinduismus. Die Atharvaveda gilt als Grundstein ayurvedischen Heilwissens. Verschiedene Grundlagenwerke entstanden dann in den Jahrhunderten vor und nach Christi Geburt, die immer weiterentwickelt und verfeinert wurden.
Die Charaka-Samhita befasst sich mit der inneren Medizin. Die Sushruta-Samhita widmet sich der Anatomie und Chirurgie. Die

Ashtanga-Hridaya-Samhita ist ebenfalls ein klassisches Werk des ayurvedischen Heilwissens und fasst die beiden anderen großen Samhitas in Teilen zusammen. Daneben gibt es noch viele kleinere ayurvedische Schriften, die sich konkreter mit der Ursache und Therapie verschiedener Beschwerdebilder auseinandersetzen. Über die Jahrhunderte wurden die Schriften immer wieder überarbeitet, um neue Erkenntnisse erweitert und an die Lebensbedingungen der jeweiligen Zeit angepasst.

Die Einheit von Körper, Geist und Seele

Der ayurvedische Grundsatz, dass Körper, Geist und Seele eine untrennbare Einheit bilden, kann in seiner Bedeutung gar nicht überschätzt werden. In meiner Ayurveda-Praxis erlebe ich seit Jahrzehnten, wie eng diese drei Ebenen verwoben sind. Eine langfristige, ganzheitliche Heilung bezieht daher immer Körper, Geist und Seele mit ein. Eine meiner Klientinnen litt zum Beispiel neben verschiedenen anderen Symptomen seit langer Zeit unter einem quälenden chronischen Schnupfen, begleitet von starker Abgeschlagenheit.

ALLES IST MIT ALLEM VERBUNDEN!

Sie hatte über die Jahre verschiedene Ärzte konsultiert. Allergien waren ausgeschlossen worden, an den Nasenscheidewänden lag es auch nicht, die Mediziner waren letztlich ratlos. Tatsächlich gab es keine rein körperliche Ursache für den Schnupfen. Nur den Körper zu betrachten führte daher zu keinem Ergebnis.
Sie begann also, für sich selbst zu sorgen!
Als wir die anderen Lebensbereiche der Klientin in einem ausführlichen Gespräch abklopften, kam schnell heraus, dass sie im

Job sehr gestresst war und zudem von einer Kollegin gemobbt wurde. Sie hatte sprichwörtlich also die »Nase voll!«. Diesen Zusammenhang zu erkennen, war der erste Schritt zur Heilung. Natürlich ging dies nicht von heute auf morgen.

Meine Klientin brauchte einige Zeit, bis sie lernte, »Nein« zu sagen und ihre Grenzen zu wahren. Ihr Frust hatte zudem Ernährungsgewohnheiten begünstigt, die ihr nicht guttaten und zur Verschleimung ihres Organismus führten. Auch hieran haben wir gearbeitet. Schließlich hörte nicht nur der Schnupfen auf. Die Kollegin, die ihr das Leben schwer gemacht hatte, kündigte. Dies ist eine Beobachtung, die ich immer wieder mache: Wenn wir erst beginnen, für uns selbst zu sorgen, wenn unsere ganze Energie auf unser Wohlergehen ausgerichtet ist, lösen sich Konflikte und Hindernisse wie durch Zauberhand auf.

Alles hängt mit allem zusammen – das gilt nicht für Körper, Geist und Seele, sondern auch in sehr viel größeren Dimensionen, welche die menschliche Vorstellungskraft oft überfordern. Auch diese Erkenntnis hatten die vedischen Seher bereits vor Jahrhunderten. Der Mikrokosmos folgt demnach den gleichen Gesetzen

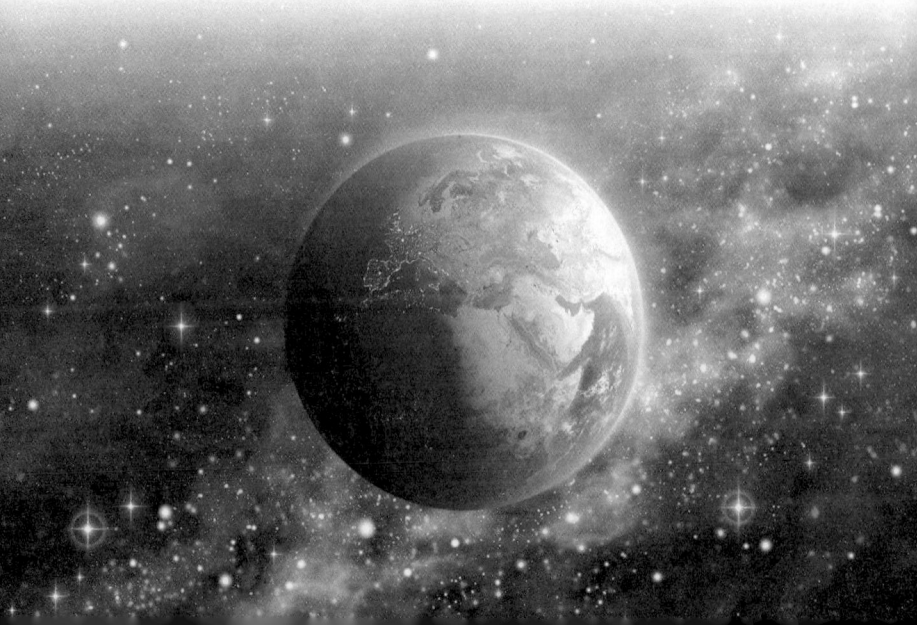

wie der Makrokosmos. Das klingt vielleicht erst mal ein bisschen merkwürdig für dich. Dass alles mit allem in Verbindung steht und wie wichtig die Umgebungsbedingungen sind, ist aber spannenderweise auch eine der Entdeckungen der Quantenphysik.

Grenzen lassen sich verschieben – und auflösen

Noch immer wissen Wissenschaftler nicht genau, was die Welt »im Innersten zusammenhält« und wie sie nun eigentlich entstanden ist. Viele der Erkenntnisse, die die indischen Heiler vor Jahrtausenden aus sich selbst heraus entwickelt haben, sind mittlerweile wissenschaftlich belegt. Ist das nicht erstaunlich? Mich hat dies gelehrt zu akzeptieren, dass es Dinge gibt, die erst mal unmöglich erscheinen, es aber doch nicht sind. Oder anders gesagt: Wir können unsere Vorstellungskraft nutzen, um die Grenzen unserer Welt zu verschieben oder sogar aufzulösen. Es gibt dazu ein wunderbares Zitat von einem unbekannten Verfasser: »Alle sagten: Das geht nicht. Dann kam einer, der wusste das nicht und hat's einfach gemacht.«

> WAS DIE RAUPE TOD NENNT, NENNT DER SCHMETTERLING WIEDERGEBURT.
> VIOLETTE LEBON

Ayurveda heute – in Indien und in der westlichen Welt

Seit vielen Generationen sind Mitglieder meiner Familie als ayurvedische Heiler und Ärzte tätig. Ich habe schon als Kind in Indien die Treffsicherheit und Weitsicht beobachtet und bewundert, mit denen sie die wirklichen Ursachen von Krankheitsbildern erkannten und Menschen auf dem Weg zu ihrer ganzheitlichen Heilung begleiteten. Das Strahlen in den Augen der Menschen, die oft einen langen Leidensweg hinter sich hatten, weckte in mir den Wunsch, mir dieses Heilwissen selbst anzueignen und weiterzugeben.

DER KONTAKT ZU UNS SELBST BESTIMMT UNSER LEBENSGLÜCK.

Heute wird Ayurveda noch immer in weiten Teilen Indiens praktiziert und wissenschaftlich gelehrt. In Indien gibt es neben den staatlichen ayurvedischen Krankenhäusern, in denen renommierte Ayurveda-Ärzte Menschen aus aller Welt behandeln, zahlreiche private Institute. In den pharmazeutischen Unternehmen werden mit modernster Technologie die ayurvedischen Arzneimittel nach traditionellen Rezepturen gefertigt. Häufig handelt es sich um pflanzliche Präparate und Kräutermischungen. Ayurveda verbindet heute Tradition und Moderne perfekt.

Ayurveda stellt den Menschen in den Mittelpunkt

Eine der vielen Stärken des ayurvedischen Gesundheitsansatzes ist seine Anpassungsfähigkeit. Ayurveda stellt immer den Menschen unter seinen jeweiligen Umgebungsbedingungen in den Mittelpunkt. Längst ist der unschätzbare Wert des ayurvedischen Heilwissens auch im Westen anerkannt. Es gibt unzählige Therapeuten und Heiler, die die Methoden und Therapien den westlichen Bedürfnissen und Lebensbedingungen angepasst haben.
Psychische und psychosomatische Probleme haben in den letzten Jahren in den Industrienationen explosionsartig zugenommen. Während sich die Technologien rasant entwickeln, nimmt etwas anderes ab, das für unser Lebensglück zentral ist: der gute Kontakt zu uns selbst.

Ayurveda hilft uns dabei, wieder zu uns selbst zu finden und ein intuitives Gespür für unsere Gesundheit zu entwickeln. Deshalb ist das ayurvedische Wissen heute wichtiger denn je. Was tut dir wirklich gut? Welcher Sport, welche Lebensmittel, welche Lebensgewohnheiten versorgen dich mit optimaler Lebenskraft? Das Prinzip der Lebensenergien bietet dir eine wunderbare Unterstützung dabei, diese Fragen zu beantworten.

DAS IST FÜR DEINE EVERY-DAY-AYURVEDA-WOCHE BESONDERS WICHTIG

- Mittels verschiedener Techniken wie der Konzentration auf den Atem kannst du bei der Meditation lernen, der innere Beobachter deiner Gedanken und Gefühle zu werden und inneren Frieden zu finden.
- Dein Körper, dein Geist und deine Seele sind eine untrennbare Einheit.
- Ayurveda lädt dich zu Selbstverantwortung und Selbstfürsorge ein.

DIE BEDEUTUNG DER LEBENSENERGIEN (DOSHAS)

Das Wichtigste in Kürze – Luft und Raum, Feuer und Wasser, Wasser und Erde

In der ayurvedischen Therapie steht die Einzigartigkeit des Menschen im Mittelpunkt. Es gibt keinen Menschen, der genauso ist wie du! Es lässt sich daher nicht verallgemeinern, was dem Einzelnen wirklich guttut und was ihn zu voller Lebenskraft erblühen lässt.

Gemäß Ayurveda besteht der Mensch wie auch das Universum und alle anderen Lebewesen aus den fünf Elementen: Äther (Raum), Luft, Feuer, Wasser und Erde. In uns wie auch in unserer Umwelt, z. B. in den Jahreszeiten oder im Tagesverlauf, wirken diese Elemente als die drei Lebensenergien oder Doshas: Vata repräsentiert dabei Luft und Raum, Pitta steht für Feuer und Wasser, Kapha für Wasser und Erde. Die drei Lebensenergien

— DIE ELEMENTE —

arbeiten in jeder deiner Zellen, in deinen Organen und deinem Organsystem zusammen und sind dabei jeweils für unterschiedliche Funktionen zuständig. Sie sorgen nicht nur dafür, dass unser Organismus reibungslos funktioniert und wir körperlich gesund und leistungsfähig sind.

Vata, Pitta und Kapha prägen auch unsere Persönlichkeit, unser Aussehen, unsere Vorlieben, Talente, Fähigkeiten und den Gefühlshaushalt. Sie bilden damit die Basis für unser geistiges und seelisches Wohlbefinden.

Jeder von uns kommt mit einer individuellen Verteilung der Lebensenergien auf die Welt – dem Schlüssel für unsere Einzigartigkeit und absolutes Wohlbefinden auf allen Ebenen.

DIE INDIVIDUELLE VERTEILUNG DER LEBENSENERGIEN MACHT UNS EINZIGARTIG.

Meist werden wir von einer, seltener von zwei der Doshas dominiert. Der Test auf Seite 84 ff. gibt dir einen ersten Hinweis auf deinen Konstitutionstyp. Ein Ayurveda-Therapeut kann deinen Dosha-Typ und mögliche Ungleichgewichte mit der Pulsdiagnose genau ermitteln.

Wenn du gesundheitliche Probleme hast, ist das immer ein Zeichen dafür, dass dein Dosha-System aus dem Gleichgewicht geraten ist. Die Gründe dafür können vielfältig sein, z. B. ungünstige Ernährungsgewohnheiten, Umweltgifte, seelische Belastungen, zu viel Stress und zu wenig Schlaf.

Ziel jeder Ayurveda-Therapie ist es, das ursprüngliche Gleichgewicht der Lebensenergien, das für den Menschen ideal ist und mit dem er auf die Welt kam, wiederherzustellen. Bausteine dazu sind Entgiftung, Entspannung, Ernährung und ein gezielter Aufbau des Organismus. Auch Farben, Gerüche und andere sinnliche Eindrücke unterstützen dein Dosha-Gleichgewicht. Das Prinzip der Lebensenergien (oder das Tridosha-System) bietet dir die wunderbare Möglichkeit, dich selbst wieder besser kennenzulernen und herauszufinden, was dir auf allen Ebenen wirklich guttut.

Das individuelle Gleichgewicht der Lebensenergien als Schlüssel zu deiner Gesundheit

Stelle dir einmal bildlich vor, dass wir Menschen genau wie unsere Erde und alles, was auf ihr lebt und sie umgibt, aus den fünf Elementen, also dem Raum (oder Äther), dem Feuer, dem Wasser, der Luft und der Erde bestehen. Versuche, dieses Bild auf dich wirken zu lassen. Ich weiß nicht, wie es dir mit dieser Vorstellung geht: Für mich ist diese uralte Erkenntnis der indischen Weisen sehr naheliegend und nachvollziehbar.

Der Mikrokosmos entspricht dem Makrokosmos

Der Mensch ist Teil eines Ganzen. Und gleichzeitig ist in jeder einzelnen unserer Zellen das ganze Universum abgebildet. Der Mikrokosmos entspricht dem Makrokosmos – diesen ayurvedischen Grundsatz hast du bereits im ersten Kapitel kennengelernt.

UNSERE FÜNF SINNE ENTSPRECHEN DEN FÜNF ELEMENTEN.

Die fünf Elemente, aus denen unser ganzes Universum besteht, spiegeln sich auch in den fünf Sinnen des Menschen wider. Das Hören entspricht dem Raum, das Sehen dem Feuer, der Geruchssinn der Erde, das Fühlen der Luft und der Geschmackssinn dem Wasser.

Im menschlichen Organismus und in seinen Umgebungsbedingungen manifestieren sich diese fünf Elemente als die drei Lebensenergien oder Doshas. Vata steht dabei für Raum und Luft. Pitta für Feuer und Wasser. Kapha für Wasser und Erde. Schon als Kind hat mich an der ayurvedischen Medizin fasziniert, dass sie jeden Menschen in seiner Einzigartigkeit wahrnimmt. Der Schlüssel dazu ist das Prinzip der Lebensenergien oder Tridosha-System.

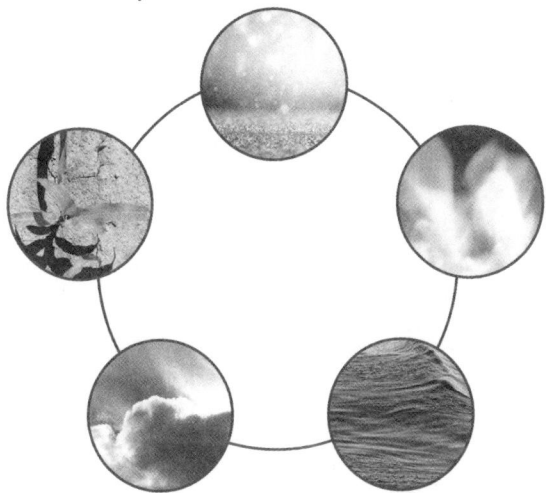

Demnach wird jeder von uns mit einer individuellen Verteilung der Lebensenergien geboren, die uns unsere körperliche, seelische und geistige Einzigartigkeit verleiht. Unser individueller Dosha-Typ prägt unsere äußere Gestalt, unser Temperament, unsere Fähigkeiten, Talente und Vorlieben. Er ist auch entscheidend dafür, welche Lebensmittel, Ernährungsgewohnheiten, welches Umfeld, welche Freizeitaktivitäten und Umweltbedingungen uns erblühen lassen und uns stärken und welche uns Kraft rauben, lähmen und auf Dauer krank machen.

Es gibt dabei kein Besser oder Schlechter, das Tridosha-System ist frei von Bewertungen. Wir alle kommen mit der für uns idealen Dosha-Komposition auf diese Welt, und wir alle sind in diesem Sinne perfekt. So mag ein Kapha-Typ etwas langsamer im Denken und nicht ganz so sprühend sein wie ein Vata-Typ, dafür ist er ein wunderbarer Zuhörer und Organisator. Pitta-Typen dagegen sind tatkräftige Umsetzer.

Die Doshas wirken in jeder unserer Zellen

Grundsätzlich wirken in jedem von uns alle drei Doshas. Sie arbeiten in jeder unserer Zellen, in den Organen und dem Organsystem zusammen und sind dabei jeweils für unterschiedliche Funktionen zuständig. In der Beschreibung der Doshas erfährst du auf den folgenden Seiten, welche Funktionen im Organismus Vata, Pitta und Kapha jeweils übernehmen und für welche grundsätzlichen Eigenschaften und Aspekte die Lebensenergien stehen.

WIR ALLE SIND PERFEKT, EGAL WIE SEHR WELCHER DOSHA-TYP IN UNS DOMINIERT.

In der Regel wird unsere Konstitution durch ein oder zwei Doshas dominiert. Wenn bei dir zum Beispiel das Vata-Dosha stark, das Pitta-Dosha mittelmäßig und das Kapha-Dosha kaum ausgeprägt ist, sprechen wir von einem Vata-Typ. Wenn Vata und Pitta etwa gleich stark ausgeprägt sind, sprechen wir von einem Vata-Pitta-Typ. Dabei wird das stärker ausgeprägte Dosha immer als Erstes genannt.

Wahrscheinlich bist du langsam neugierig, welcher Dosha-Typ du bist. Ich habe dir dazu zu Beginn des zweiten großen Kapitels (→ Seite 84 ff.) einen Dosha-Test zusammengestellt. Dieser kann dir einen guten Anhaltspunkt geben, welches Dosha oder welche Doshas deine Konstitution bestimmen. Für den Praxisteil im zweiten Teil des Buchs kannst du mit dem Ergebnis wunderbar arbeiten.

Das Dosha-System ist hochkomplex und sehr vielen Einflüssen unterworfen. Für eine Dosha-Bestimmung, die deiner Einzigartigkeit gerecht wird, solltest du dich an einen kundigen Ayurveda-Therapeuten wenden. Er kann mittels Pulsdiagnose und anderer Diagnosetechniken nicht nur die aktuelle Verfassung deiner Lebensenergien, sondern auch deinen idealen Konstitutionstyp ermitteln, mit dem du auf die Welt gekommen bist.

»Irgendetwas stimmt nicht«

Wenn es dir körperlich, geistig und/oder seelisch nicht gut geht, ist das immer ein Hinweis darauf, dass deine ideale Dosha-Konstitution aus dem Gleichgewicht geraten ist. Oft kündigt sich eine solche Disharmonie mit einem diffusen Unwohlsein an: »Irgendetwas stimmt nicht.« Unser Organismus ist klug und will uns zeigen, dass in uns etwas nicht mehr rund läuft. Wenn wir darauf nicht reagieren, folgen oft gesundheitliche Probleme wie Hautveränderungen, unerklärlicher Haarausfall, dauernde Erkältungen oder Müdigkeit. Schließlich können sich chronische Krankheiten etablieren. Je früher wir diesen ungünstigen Kreislauf durchbrechen, desto besser. Mit den Übungen, die du im zweiten Teil des Ratgebers findest, tust du viel dafür, dass ein Ungleichgewicht der Lebensenergien und damit gesundheitliche Probleme erst gar nicht entstehen.

MIT AYURVEDA LERNEN WIR, DIE WARNSIGNALE, DIE UNS KÖRPER, GEIST UND SEELE SENDEN, WIEDER ACHTSAM WAHRZUNEHMEN.

Wenn du bereits unter gesundheitlichen Problemen leidest, wird ein ayurvedischer Therapeut dich stets entsprechend deinem Konstitutionstyp behandeln. Nehmen wir als Beispiel an, ein Vata-Typ leidet unter den gleichen Symptomen wie ein Kapha-Pitta-Typ. Da die Schulmedizin Symptome behandelt, wird sie beide Patienten identisch oder sehr ähnlich therapieren. Ein ayurvedischer Mediziner wird dagegen unter Umständen bei beiden sogar gegensätzliche Maßnahmen empfehlen. Denn es geht ihm immer darum, die Ursachen zu finden, die das ursprüngliche Gleichgewicht der Doshas durcheinandergebracht haben. So können Gesundheit und Wohlbefinden dauerhaft wiederhergestellt werden.

Was stärkt dein Dosha?

Nicht nur alles in unserem Organismus, sondern auch alles, was uns umgibt und auch unsere verschiedenen Lebensphasen sind von den Doshas geprägt. Im Herbst dominiert die Vata-Energie, Winter und Frühlingsanfang verstärken Kapha, der Sommer wiederum Pitta. Während des Säuglings-, Kinder- und Wachstums- und persönlichen Reifungsalters herrscht Kapha vor, im Erwachsenenalter ab etwa 30 Jahren dominiert Pitta. Das Alter wiederum ist von Vata bestimmt. Auch die Tageszeiten sind von den Lebensenergien geprägt. Geschmacksrichtungen, Lebensmittel, Ernährungs- und Freizeitgewohnheiten, Farben, Gerüche und viele andere Dinge können ein Dosha stärken oder schwächen.

WENN WIR ZU LANGE GEGEN UNSERE KONSTITUTION LEBEN, SIND GESUNDHEITLICHE PROBLEME DIE FOLGE.

Zum Beispiel sind bestimmte Lebensmittel und Zubereitungsweisen für den einen Dosha-Typ sehr gesund, während sie für den anderen schwer verdaulich sind und ihm Energie rauben. Während der eine Dosha-Typ ein bestimmtes Stresslevel braucht, um auf Hochtouren zu laufen, ist bei dem anderen schon früh eine ungesunde Grenze erreicht.

Wir alle sind Teil unserer Umwelt und damit unterschiedlichsten Einflüssen ausgesetzt. Zudem sind wir in unseren Lebensphasen mit unterschiedlichen Herausforderungen konfrontiert. So kann es also leicht passieren, dass unsere Dosha-Konstitution aus dem Gleichgewicht gerät. Kleine Schwankungen kann unser Organismus in der Regel gut ausgleichen. Wenn wir zu lange gegen unsere innere Dosha-Ausrichtung leben, macht sich das aber durchaus bemerkbar.

Eines der wunderbarsten Geschenke, das Ayurveda dir macht, ist die Stärkung deines intuitiven Gefühls für deine Gesundheit. Im Praxisteil findest du viele Übungen, die dich dabei unterstützen und auf alle Doshas ausgleichend wirken.

Ich lade dich nun zunächst dazu ein, dich mit den Aufgaben und Eigenschaften der jeweiligen Doshas vertraut zu machen. Die Erkenntnisse werden dir dabei helfen, dich selbst besser zu verstehen.

Die Vata-Energie

Vata heißt in der Übersetzung aus dem Sanskrit »Wind«. Stelle dir vor, wie der Wind über die Landschaft fegt, die Äste der Bäume wiegt und die Blätter durcheinanderwirbelt. Genau dafür steht die Vata-Energie: Bewegung und Aktivität. Wenn der Wind allerdings zu stark wird und sich zu einem Orkan auswächst, bringt er das Gleichgewicht in der Natur durcheinander. Nicht anders ist es mit einer Überdominanz der Vata-Energie.

Im Tagesrhythmus sind die Zeiten von 14–18 Uhr und nachts von 2–6 Uhr von Vata dominiert. Die Vata-Jahreszeit sind der Herbst und der Winterbeginn. Die Lebensphase, die von dieser Energie geprägt ist, beginnt mit etwa Mitte sechzig. Die Elemente, die Vata zugeordnet sind, sind Luft und Raum.

> VATA-TYPEN HABEN EINE SCHNELLE AUFFASSUNGSGABE UND SIND OFT SEHR KREATIV.

In unserem Organismus ist Vata für alles zuständig, was mit Bewegung zu tun hat. Unsere Atmung, unser Blutkreislauf, unser Herzschlag, die Bewegung unserer Muskeln, die Impulse unserer Nervenbahnen und alle

Transportprozesse folgen dem Vata-Prinzip. Organisch ist laut Ayurveda der Hauptsitz von Vata im Dickdarm.

Auf seelischer und geistiger Ebene zeigt sich das Prinzip der Bewegung in einer schnellen Auffassungsgabe, Offenheit, sehr guten Kommunikationsfähigkeiten, Flexibilität, Lebendigkeit und einem starken Ideenreichtum, einer großen Sensibilität, allerdings auch in einem gewissen Wankelmut. Besonders kreative Menschen, Künstler und Erfinder haben häufig einen Vata-Konstitutionstyp. Auch das Interesse für Spiritualität und Religion ist häufig bei den Vata-Typen zu finden.

In der Charaka-Samhita werden die Vata-Eigenschaften als trocken, kühl, leicht, fein, beweglich, nicht-schleimig bzw. klar und rau beschrieben. Vata-Konstitutionstypen haben oft einen feingliedrigen, leichten Körperbau. Ihre Haut ist eher kühl und trocken, sie neigen zum Frieren.

Wenn die Vata-Energie zu stark dominiert, kann das unterschiedlichste gesundheitliche Probleme zur Folge haben: Schlaflosigkeit, Reizdarm, Blähungen, Verstopfung, Herzrhythmusstörungen, Nervosität, Stimmungsschwankungen, Konzentrations- und Gedächtnisstörungen, Hyperaktivität, Ängstlichkeit bis hin zur Depression und Immunschwäche.

> WÄRME, ENTSPANNUNG UND REGELMÄSSIGKEIT GLEICHEN VATA AUS.

Eine typgerechte Ernährung ist einer der wichtigsten Bausteine, um die Vata-Energie wieder in Balance zu bringen. Süße, saure, salzige und vor allem gekochte warme Speisen senken Vata. Besonders wichtig ist auch die Regelmäßigkeit der Mahlzeiten bei einer zu starken Vata-Dominanz. Mehr dazu erfährst du in dem Kapitel zum Thema Ernährung auf Seite 37 ff. Wer zudem kaum mehr zur Ruhe kommt, profitiert besonders von entspannenden Yoga- und Meditationsübungen, die das Vata senken. Im Praxisteil wirst du einige Techniken kennenlernen.

Die Pitta-Energie

Pitta heißt wörtlich übersetzt aus dem Sanskrit »Galle«. Diese Energie, deren Hauptsitz im Dünndarm und in den Augen ist, ist zuständig für die Aufspaltung und Umsetzung von allem, was wir von außen aufnehmen.

Auf körperlicher Ebene wird die Nahrung, die wir zu uns nehmen, von Pitta umgesetzt und verwertet. Der Stoffwechsel, alle biochemischen Vorgänge, Organe wie Haut, Leber, Bauchspeicheldrüse, Milz und Schilddrüse sowie das in der ayurvedischen Medizin besonders wichtige Verdauungsfeuer Agni werden von Pitta gesteuert. Pitta wird den Elementen Feuer und Wasser zugeordnet. Wenn unser Energieumsatz gut funktioniert, sind wir gut durchblutet, fühlen wir uns warm und lebendig, Pitta ist im Gleichgewicht.

Die Pitta-Zeit herrscht am Tag im Zeitraum von 10–14 Uhr und nachts von 22–2 Uhr. Die Pitta-Jahreszeit ist der Sommer. Die Lebensphase, die von dieser Energie geprägt ist, beginnt mit etwa dreißig und dauert bis etwa Mitte sechzig.

Auf seelisch-geistiger Ebene sorgt Pitta für eine sehr gute Aufnahmebereitschaft für äußere Eindrücke. Diese Dosha-Typen lernen schnell, sind begeisterungsfähig, kraft- und energievoll. Sie sind tatkräftige Umsetzer, treten selbstsicher und dynamisch auf, können sich gut durchsetzen und argumentieren. Dieser Konstitutionstyp führt alle Tätigkeiten mit einer großen Intensität aus.

> PITTA-TYPEN HABEN EINE GUTE AUFNAHMEBEREITSCHAFT UND SIND KRAFTVOLLE MACHER.

In der Charaka-Samhita werden die Pitta-Eigenschaften wie folgt beschrieben: ölig, heiß, penetrierend, sauer, beweglich wie eine Flüssigkeit (fließend) und scharf. Wenn dir ein Pitta-Typ die Hand gibt, wird dir die warme, leicht feuchte Haut auffallen. Diese Dosha-Konstitution hat oft einen athletischen Körperbau und einen sehr guten Appetit.

Wenn Pitta zu stark wird, kann sich das auf körperlicher Ebene zum Beispiel in Verdauungsstörungen, Entzündungen und Allergien zeigen. Auf seelisch-geistiger Ebene zeigen sich cholerische Wutausbrüche, eine Übererregbarkeit, Gereiztheit, Intoleranz und Streitsucht.

Bei einem Pitta-Überschuss solltest du nach Möglichkeit alles meiden, was das Feuer noch zusätzlich entfacht, zum Beispiel zu heiße, scharfe Speisen, extreme sportliche Herausforderungen, Sauna oder direkte Sonneneinstrahlung. Stattdessen sollten Menschen mit zu starkem Pitta eher kühlende Speisen zu sich nehmen und auf ausgleichende Eindrücke und Freizeitaktivitäten achten, die sie zur Ruhe bringen.

ENTSPANNUNG UND KÜHLUNG GLEICHEN PITTA AUS.

Die Kapha-Energie

Kapha bedeutet in der wörtlichen Übersetzung aus dem Sanskrit »Schleim«. Diese Energie, die den Elementen Wasser und Erde zugeordnet wird, ist in unserem Körper für den Aufbau von Zellstrukturen, für Festigkeit und Stabilität, also für Knochen, Gelenke, Zähne und Nägel zuständig. Sie reguliert zudem unseren Flüssigkeitshaushalt und unseren Energiespeicher. Der Hauptsitz von Kapha ist im Magen und im Brustraum.

Morgens von 6–10 Uhr und abends von 18–22 Uhr ist Kapha-Zeit. Die Energie steht für das mütterliche, nährende, aufbauende Prinzip und dominiert uns von der Geburt bis etwa dreißig Jahre.

DIE KAPHA-ENERGIE

Jahreszeitlich werden Kapha der Winter und der Frühjahrsbeginn zugeordnet.

Auf seelisch-geistiger Ebene steht Kapha ebenfalls für Stabilität. Diese Menschen bringt so schnell nichts aus der Ruhe. Sie sind überaus verlässlich, entspannt und ruhig, behalten immer den Überblick und haben ein gutes Gedächtnis. Kapha-Typen sind liebevoll, mitfühlend und fürsorglich.

> KAPHA-TYPEN SIND SEHR VERLÄSSLICH UND AUSGEGLICHEN.

In der Charaka-Samhita wird Kapha als schwer, kühl, weich, ölig, süß, fest und viskös bzw. schleimig charakterisiert. Diese Dosha-Typen haben in der Regel einen schweren Körperbau, kräftige Haare und Nägel, eine robuste Haut, wirken eher rundlich. Sie schlafen gut, haben ein gutes Immunsystem und sind insgesamt wenig anfällig für Außeneinflüsse.

Wenn Kapha aus dem Gleichgewicht kommt, kann es zu Gewichtsproblemen bis hin zu Fettleibigkeit, Wassereinlagerungen, Verstopfung, chronischem Schnupfen, Bronchitis, Schleimansammlungen und Erkältungen kommen.

Auf seelisch-geistiger Ebene kann sich der Kapha-Überschuss in einer übermäßigen Anhäufung von Besitz und der Gier danach, in Phlegmatismus, Starrheit und Depression zeigen.

Bei Kapha-Überschuss wirken alle Maßnahmen regulierend, die Aktivität und Wärme fördern. Einer der wichtigsten Bausteine beim Ausgleich der Doshas ist stets die Ernährung. Bei Kapha-Dominanz empfehlen sich Nahrungsmittel mit scharfem, bitterem und zusammenziehendem Geschmack sowie Freizeitaktivitäten, die den zur Trägheit neigenden Kapha-Menschen in Schwung bringen.

> WÄRMENDE, LEICHTE SPEISEN GENIEẞEN UND MÖGLICHST VIEL BEWEGUNG INS LEBEN BRINGEN – DAS GLEICHT KAPHA AUS.

Wenn dein Dosha-System aus dem Gleichgewicht geraten ist, kennt Ayurveda viele hilfreiche Wege, die dich zu deiner natürlichen Balance zurückführen. Neben einer Ernährung, die deine Lebensenergie gut verwerten kann und die sie optimal nährt, gibt es weitere Bausteine, die für deinen Körper, deinen Geist und deine Seele wichtig sind. Im folgenden Kapitel stelle ich dir die zentralen Elemente des Ayurveda vor.

DAS IST FÜR DEINE EVERY-DAY-AYURVEDA-WOCHE BESONDERS WICHTIG

- ❦ Die drei Lebensenergien (Doshas) Vata, Pitta, Kapha arbeiten in jeder deiner Zellen, in deinen Organen und deinem Organsystem.

- ❦ Dein Dosha-Typ – die individuelle Verteilung der Lebensenergien, mit der du auf die Welt kommst – prägt deine äußere Gestalt, dein Temperament, deine Fähigkeiten, Talente und Vorlieben.

- ❦ Gesundheitliche Probleme sind immer ein Zeichen dafür, dass deine Dosha-Konstitution aus dem Gleichgewicht geraten ist.

ZENTRALE ELEMENTE DES AYURVEDA

Das Wichtigste in Kürze – Alles, was wir aufnehmen, stärkt oder schwächt uns

Eines vorab: Allein die ayurvedische Ernährung ist so spannend und facettenreich, dass ich damit locker ein Buch füllen könnte. Es würde mich freuen, wenn ich deine Neugier auf diese wunderbare Küche, die so wohlschmeckend und gesund und dabei einfach zuzubereiten ist, wecken könnte. Es gibt großartige Ratgeber dazu, falls du tiefer in dieses Thema einsteigen möchtest. In diesem Kapitel geht es mir darum, dir einen kurzen Überblick über die zentralen Elemente des Ayurveda zu geben. Spüre in dich hinein, was dich besonders anspricht, und experimentiere damit. Du kannst nichts falsch machen.
Bei der ayurvedischen Ernährung ist eine Frage besonders wichtig: Kann unser Organismus die Lebensmittel, die wir ihm bieten,

gut verwerten? Die ayurvedische Küche setzt beispielsweise statt auf Rohkost auf schonend gegarte Lebensmittel, da sie besser zu verdauen sind. Gewürze, die das Verdauungsfeuer (Agni) anregen, sind bei ayurvedischen Gerichten das A und O. Neben der Auswahl der Lebensmittel und der Art der Zubereitung werden auch die Menge und der Zeitpunkt der Mahlzeiten berücksichtigt.

Damit dir Essen maximale Energie liefert, sollte es für deinen Dosha-Typ gut verwertbar sein. Grundsätzlich gilt Folgendes:

- Iss möglichst oft warm.
- Nutze die Vielfalt der Lebensmittel und Kräuter.
- Konzentriere dich auf deine Mahlzeiten, genieße sie und bereite sie möglichst häufig selbst zu.
- Versuche, die Hauptmahlzeit mittags zu dir zu nehmen.
- Trinke warmes, abgekochtes (Ingwer-)Wasser über den Tag verteilt.

Selbst wenn du sehr auf dich und deine Gesundheit achtest, können sich im Lauf der Zeit schädliche Stoffe ansammeln, die deinen Organismus schwächen. Es ist in unserer industrialisierten Welt für den Einzelnen nicht möglich, sich zum Beispiel von Umweltgiften ganz fernzuhalten.

Die regelmäßige Reinigung und Entschlackung ist daher ein weiterer wichtiger Baustein der ayurvedischen Gesundheitslehre. Der Organismus wird dabei von allem, was ihn beschwert, befreit und kann dadurch wieder nährende und kräftigende Energie von außen aufnehmen. Einzigartig an dem ayurvedischen Detox-Programm ist, dass es auch die geistige und seelische Ebene miteinbezieht. Dein System sollte regelmäßig die Chance haben, überflüssige, beschwerende, krank machende und unverarbeitete Eindrücke loszuwerden.

Ayurveda ist nicht nur eine der ältesten Heilkunden der Welt, es ist auch eine spirituelle Lehre. Auch wenn deren Ursprung in

Indien liegt, so ist ihr Kern doch universell. Und zwar nicht nur räumlich gesehen, sondern auch auf den Einzelnen mit seinen individuellen Überzeugungen bezogen. Ich habe oft erlebt, dass auch nicht gläubige Menschen sich den Grundannahmen sehr gut öffnen können.

Hierzu gehört etwa, dass es in jedem von uns einen Kern – das wahre Selbst – gibt, mit dem wir auf diese Erde kommen und der unsere irdische Existenz überlebt, also unendlich ist. Vielleicht ist das für dich zu esoterisch oder einfach schwer vorstellbar. Du kannst dir diesen Kern aber auch als deine Intuition vorstellen. Als das stimmige Lebensgefühl, wenn Körper, Geist und Seele in Harmonie sind. In diesem Zustand weißt du ganz genau, was richtig für dich ist und was dir und deinen Liebsten guttut. Ayurveda hilft dir dabei, diesen Zustand zu erreichen.

Ein wunderbares Werkzeug dazu ist die ayurvedische Disziplin Yoga. Sie entfaltet ihre Wirkung auch dann, wenn du nichts mit dem spirituellen Überbau anfangen kannst. Über die Körperübungen erreichst du deinen Geist und deine Seele und kommst so in deine ursprüngliche Kraft zurück. Du kannst mit deinen Energie- und Bewusstseinszentren (Chakren) arbeiten, wenn du einzelne Themen, wie zum Beispiel dein Urvertrauen, konkret behandeln willst. Übrigens fußen auch viele andere heilende Ansätze wie die Traditionelle Chinesische Medizin auf dem Wissen um unser feinstoffliches – also nicht materielles – Energiesystem.

Mit Heilpflanzen und -kräutern sowie Massagen, die deine Energiezentren stärken und deine Doshas ausgleichen, bietet Ayurveda weitere wichtige Hilfsmittel auf deinem Weg zu Gesundheit, Harmonie und Kraft. Du wirst feststellen, dass bestimmte Getränke und Kräuter, die heute sehr »in« sind – wie etwa die goldene Kurkuma-Milch, zu der du im Praxisteil das Rezept erhältst (→ Seite 130) – auf der indischen Tradition basieren.

Was gesund ist, lässt sich nicht verallgemeinern

Ernährung und Verdauung nehmen im ayurvedischen Heilkonzept eine sehr wichtige Rolle ein. Auch die westliche Schulmedizin erkennt mehr und mehr, wie wichtig die individuelle Verwertbarkeit von Speisen und die Darmgesundheit für unsere physische und psychische Konstitution ist.

In meiner Praxis erlebe ich häufig, dass Menschen völlig überzeugt davon sind, sich gesund zu ernähren – und tatsächlich ihren Organismus schwächen und schädigen.

Rohes Gemüse ist schwer verwertbar

Das eingängigste Beispiel ist die leckere Salatschüssel am Abend. Kalorienarm und vitaminreich gilt sie nach gängiger Meinung als gesund. Tatsächlich können wir die Mengen an Rohkost aber ganz schlecht verdauen. Unser Körper muss viel leisten, um das ganze rohe Gemüse zu verarbeiten. Die Reise vom Mund über Speiseröhre und Magen bis zum Darm ist grundsätzlich schon ein ganz schöner Kraftakt für den Körper. Für rohe Lebensmittel gilt das besonders.

ACHTE DARAUF, WAS DU DEINEM KÖRPER AN NAHRUNG SCHENKST!

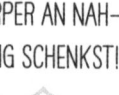

Wenn du abends also rohes Gemüse zu dir nimmst, danach schlecht schläfst und wie gerädert aufwachst, ist gut denkbar, dass dein Magen-Darm-Trakt völlig überfordert war und dein Organismus deshalb nicht runterfahren konnte. Und die ganzen wunderbaren Vitamine, die in Paprika, Tomaten und Co. stecken, gar nicht in Energie umwandeln konnte.

Gemüse schonend garen

In der ayurvedischen Küche wird Gemüse, aber auch Obst meist schonend erwärmt, da es so viel besser verdaulich ist und gleichzeitig die wertvollen Inhaltsstoffe erhalten bleiben. Schon das ideale ayurvedische Frühstück – ein nährender Getreidebrei – ist warm. Mittags werden Gerichte mit Gemüse und Reis, etwa ein Curry, empfohlen. Abends – möglichst nicht nach 18/19 Uhr – ist eine Suppe die ideale Mahlzeit, um das Verdauungssystem vor der Nachtruhe nicht zu überfordern. Alles, was kalt ist – auch kalte Getränke – schwächt aus ayurvedischer Sicht die Verdauungskraft. Wichtige Grundnahrungsmittel im Ayurveda sind der Basmatireis und das Getreide. Mittags ist Pitta-Zeit, das heißt, das Verdauungsfeuer lodert dann am stärksten. Reis wirkt kühlend auf den Organismus und wird bevorzugt zur Hauptmahlzeit, also mittags verspeist. Anderes Getreide wirkt dagegen wärmend auf den Organismus. Dinkel ist für die meisten Menschen am besten verträglich. Eine Suppe und ein aus Dinkelmehl hergestelltes Chapati (Fladenbrot) sind ein typisches ayurvedisches Abendmahl.

> **KALTES SCHWÄCHT DIE VERDAUUNGSKRAFT!**

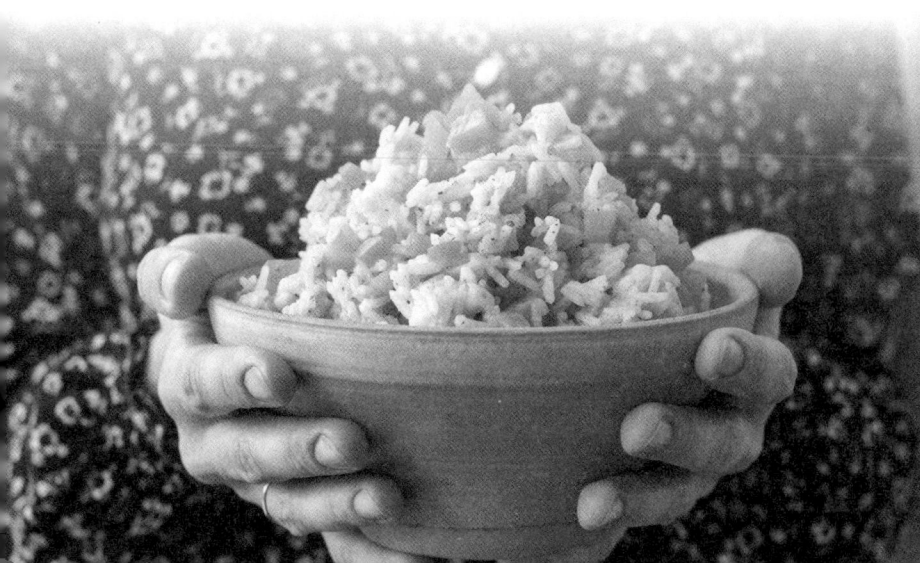

Die Vielfalt der ayurvedischen Kräuter und Gewürze

Die Verwertbarkeit der Speisen ist in der ayurvedischen Ernährung der zentrale Aspekt. Daher wird viel mit Kräutern und Gewürzen gearbeitet, die das Verdauungsfeuer Agni anregen und darüber hinaus vielfältige positive Einflüsse auf unsere Gesundheit haben. Am Ende dieses Kapitels findest du eine Übersicht der wichtigsten ayurvedischen Kräuter und Gewürze. Ein wunderbarer Nebenaspekt ist die einzigartige Geschmacksnote, die ayurvedische Gerichte durch sie bekommen. Du wirst zudem feststellen, dass du mit der Zeit weniger Salz verwenden wirst. Zu viel Salz, wie es gerade in Fertiggerichten, aber auch generell in der westlichen Ernährung üblich ist, entzieht deinem Organismus seinen Treibstoff Wasser und kann auf Dauer deine Nieren schädigen.

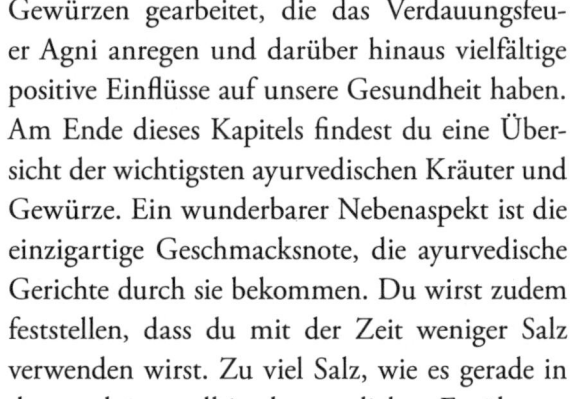

DEIN DOSHA-TYP ENTSCHEIDET DARÜBER, WELCHE NAHRUNGSMITTEL DEIN ORGANISMUS WIE VERWERTEN KANN.

Balance der Lebensenergien

Du hast bereits erfahren, dass aus ayurvedischer Sicht alles in dir, alles, was du zu dir nimmst, und alles um dich herum – also das ganze Universum – aus den fünf Elementen Feuer, Erde, Wasser, Luft und Licht besteht. Dies gilt auch für Nahrungsmittel. Auf der Ebene des Organismus werden die fünf Elemente durch die Lebensenergien, die Doshas, repräsentiert, die du bereits kennengelernt hast.

Neben der Verwertbarkeit steht bei der ayurvedischen Ernährung auch immer die richtige Balance deiner Lebensenergien im Mittelpunkt. Die zu dir passende Ernährung ist in diesem Sinne

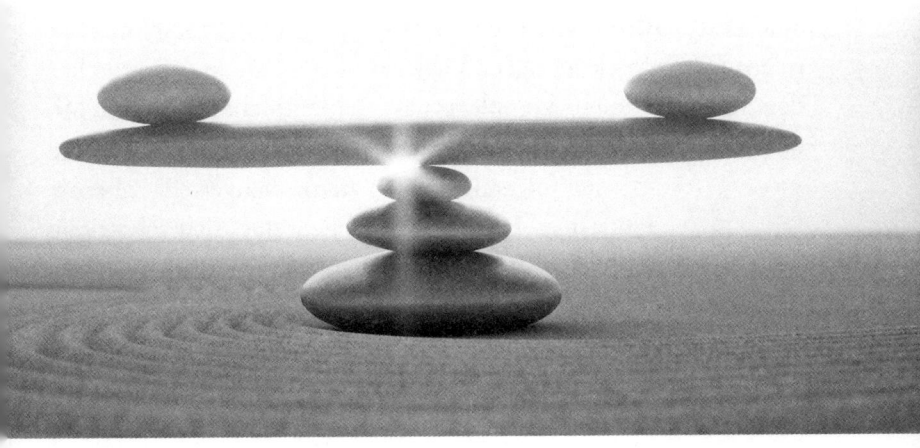

Medizin, die individuell für dich zusammengestellt werden sollte. Für Kapha-Typen etwa sind sehr scharf gewürzte Speisen gut verträglich und förderlich, weil sie das bei diesem Dosha-Typ eher träge Verdauungsfeuer schön zum Lodern bringen. Ein Pitta-Typ hat dagegen ohnehin schon viel »innere Hitze« und sollte mit scharfen Gewürzen sehr vorsichtig sein. Wenn du tiefer in dieses Thema einsteigen möchtest, empfehle ich dir, bei einem erfahrenen Ayurveda-Therapeuten deinen Dosha-Typ bestimmen zu lassen und deine Ernährung entsprechend umzustellen.

Die verschiedenen Geschmacksrichtungen

Um dein körperliches, geistiges und seelisches Gleichgewicht aufrechtzuerhalten oder wiederherzustellen, empfiehlt Ayurveda, sich möglichst vielseitig zu ernähren. Damit sind unter anderem die Geschmacksrichtungen gemeint, also süß, sauer, salzig, scharf, bitter und herb, nach denen die Lebensmittel unterteilt werden. Die Mahlzeiten deines Tages sollten möglichst alle Geschmacksrichtungen enthalten.

Wie bitte, nun muss ich den Dosha-Typ und die Geschmacksrichtungen berücksichtigen? Vielleicht denkst du an dieser Stelle, dass dir das alles zu kompliziert ist. Ich empfehle dir, zunächst die einfachen ayurvedischen Ernährungsregeln, die ich dir auf den folgenden Seiten zusammengestellt habe, zu testen. Du wirst feststellen, dass sich schon mit diesen leicht umsetzbaren Tipps dein Wohlbefinden deutlich verbessert. Vielleicht weckt das deine Neugier, dich etwas näher mit der ayurvedischen Ernährung zu beschäftigen. Glaub mir – nichts daran ist schwer zu verstehen oder gar dogmatisch. Letztlich gingen die indischen Heiler davon aus, dass jeder von uns selbst am besten weiß, welche Nahrung ihm guttut.

> MIT AYURVEDISCHER ERNÄHRUNG KANNST DU DEIN KÖRPERLICHES, GEISTIGES UND SEELISCHES GLEICHGEWICHT AUFRECHTERHALTEN ODER WIEDERHERSTELLEN.

Du merkst es daran, dass es dich zu bestimmten Lebensmitteln (ihren Farben, ihrem Geruch, ihrem Geschmack …) hinzieht und du dich nach den Mahlzeiten voller Energie und leicht und nicht müde und schwer fühlst. Bei vielen von uns ist dieses intuitive Gespür aber leider verloren gegangen. Ayurveda unterstützt uns dabei, dieses Gespür wiederzuentdecken und herauszufinden, was uns stärkt und nährt. Es werden hier keine starren Regeln aufgestellt.

Wenn du also das Gefühl hast, die bunte Salatschüssel ist das, was dein Organismus braucht, und du fühlst dich gut danach – wunderbar! Mit kleinen Änderungen – indem du etwa den Salat nicht abends, sondern mittags genießt – kannst du noch mehr für deinen Energiehaushalt und deine Gesundheit tun. Das Gleiche gilt übrigens auch für tierische Eiweiße aus Fleisch oder Fisch, die ebenfalls schwer verdaulich sind. Probiere es einfach mal aus und spüre in dich hinein.

Grundlagen ayurvedischer Ernährung

Warm essen

In der ayurvedischen Ernährung gibt es fast nur warme Mahlzeiten. Wenn du Gemüse schonend garst, bleiben die wertvollen Nährstoffe erhalten, und gleichzeitig kann dein Magen-Darm-System die Mahlzeit mit einem sehr viel geringeren Energieaufwand verwerten. Versuche also, möglichst oft warm zu essen. Auch Getränke sollten möglichst nicht kalt, sondern warm getrunken werden, da sie sonst die Verdauungskraft schwächen.

Wasser, Treibstoff des Lebens

Apropos Trinken: Trinke über den Tag verteilt reichlich, am besten heißes oder warmes Wasser. Es ist der beste Treibstoff für deine Zellen. Aber trinke nicht während des Essens und möglichst auch nicht etwa eine halbe Stunde davor und danach, da sonst deine Verdauung gestört wird. Morgens ein heißes Glas Wasser mit Zitrone regt den Stoffwechsel und die Verdauung an. Ich schwöre auf Ingwerwasser, das ich über den Tag verteilt trinke. Auf Seite 111 f. findest du ein Rezept dafür.

Frisch und saisonal kochen

Mit frischen, saisonalen Lebensmitteln tust du deinem Organismus auf allen Ebenen etwas Gutes. Nutze dabei die Vielfalt, die sich hierzulande bietet.

Drei Mahlzeiten am Tag

Die ayurvedische Empfehlung lautet, möglichst dreimal am Tag zu essen. Die Hauptmahlzeit sollte mittags sein, da zwischen 11 und 14 Uhr die Verdauung am besten arbeitet. Abends ist leichte Kost, also zum Beispiel Suppe, empfehlenswert. Du solltest möglichst auf Zwischenmahlzeiten verzichten und etwa drei Stunden Pause zwischen den Mahlzeiten lassen, damit deine Verdauung in Ruhe arbeiten kann. Versuche, auf dein natürliches Hungergefühl zu achten – oft essen wir nur, weil wir eigentlich andere Bedürfnisse haben. Achte zudem darauf, dass du dich zwar satt isst, aber nicht über diesen Punkt hinausgehst.

Selbst gekocht

Natürlich kannst du essen gehen. Vielleicht lädst du deine Freunde jedoch auch mal ein oder überraschst deine Familie mit einem selbst gekochten ayurvedischen Menü. Schon beim Kochen fangen die Verdauungssäfte an zu arbeiten, was das Essen noch besser verwertbar macht.

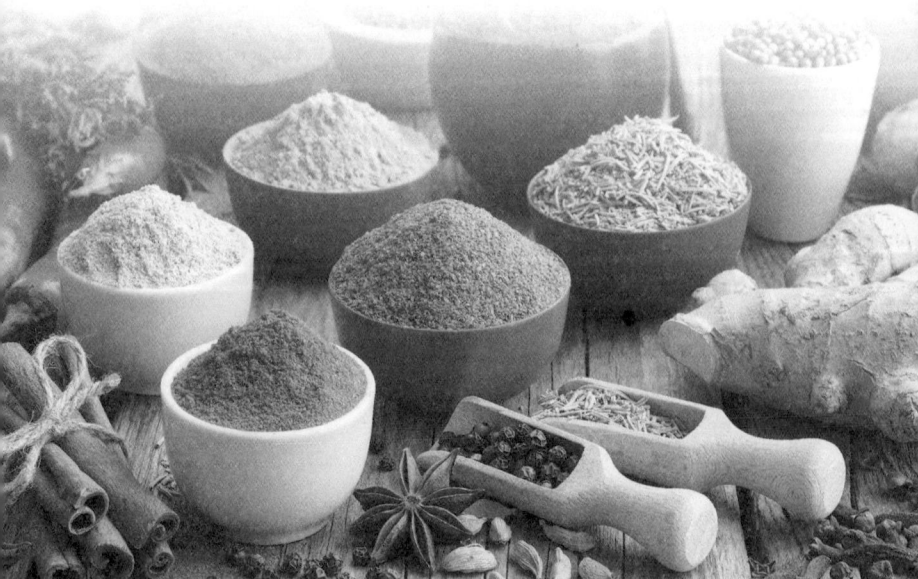

Gewürze und Kräuter

Der erste Schritt in den meisten ayurvedischen Rezepten ist das Andünsten der Gewürze in Ghee. Die geklärte Butter ist ein Grundelement der ayurvedischen Küche, ein Rezept findest du im Praxisteil auf Seite 113 f. So zieht schnell ein wunderbarer Hauch von Zimt, Kardamom oder Kurkuma durch die Küche. Die Gewürze sind im Ayurveda so etwas wie eine Hausapotheke, es gibt wirklich welche gegen jedes Leid und für jeden Zweck. Frische Kräuter werden dagegen erst kurz vor dem Anrichten zugegeben. Experimentiere doch hier auch mit heimischen Kräutern wie Petersilie, Kresse oder Salbei, die sich auch auf einem Balkon oder im Garten anpflanzen lassen.

GEWÜRZE UND KRÄUTER GELTEN IM AYURVEDA ALS GÖTTLICHE NAHRUNG.

Ein Grundsatz des Ayurveda lautet, dass der Mensch mit Natur und Universum eins ist. Kräuter und Gewürze gelten in diesem Sinne als göttliche Nahrung, als Medizin, die die Natur uns zur Verfügung stellt. In Ölen, Tees, Nahrungsergänzungsmitteln und natürlich als Gewürze werden die Pflanzen verarbeitet, um ihre heilende Wirkung auf den Menschen entfalten zu können. Du findest hier eine Übersicht der besten und bekanntesten ayurvedischen Heilpflanzen. Experimentiere damit, ergänze sie um heimische Kräuter und spüre genau in dich hinein, welche Wirkung sie für dich entfalten.

Ingwer

In meiner Ayurveda-Praxis trinken wir über den ganzen Tag verteilt heißes Ingwerwasser (→ Rezept Seite 111 f.). Seither überstehen wir Herbst und Winter meist ohne Erkältungen. Ingwer stärkt die Abwehr, löst Schleim, entgiftet und fördert die Verdauung. Da Ingwer wärmend wirkt, sollten Menschen mit viel Pitta-Dosha vorsichtig damit sein.

Kurkuma

Für seine antibakteriellen, entzündungshemmenden und blutreinigenden Eigenschaften ist der Gelbwurz oder Kurkuma bekannt. Das Wundergewürz sorgt zudem für eine gesunde Darmflora und eine schöne Haut. Es ist vielseitig verwendbar, ob im Curry, im Getränk oder im Kuchen (»Goldene Milch« → Rezept Seite 130).

Asafötida

Das wärmende Gewürz kurbelt das Verdauungsfeuer an und hat eine antibakterielle, schleimlösende und blutreinigende Wirkung. Wenn du zu Pilzinfektionen und Magen-Darm-Problemen neigst, solltest du es unbedingt ausprobieren. Dosiere es zunächst sparsam, da es sehr intensiv schmeckt. Es erinnert etwas an Knoblauch.

Koriander

Wenn du zu viel Hitze in dir hast, kann dir die kühlende Wirkung des Korianders helfen. Das Gewürz unterstützt zudem die Leberfunktion, wirkt verdauungsfördernd, entwässernd, krampflösend und appetitanregend.

Zimt

Das wärmende Gewürz schmeckt ganz wunderbar über dem warmen ayurvedischen Frühstücksbrei am Morgen, als Beigabe im Chai-Tee (→ Rezepte auf Seite 123 f.) oder auch in herzhaften Gerichten wie einer Bolognese-Soße. Zimt regt Kreislauf, Durchblutung und Verdauung an und reguliert den Blutzuckerspiegel.

Kreuzkümmel (Cumin)

Dieses wärmende Heilgewürz für die Verdauung unterstützt unsere Entgiftungsorgane, reguliert die Darmflora und sorgt dadurch für eine bessere Nährstoffaufnahme. Kreuzkrümelsamen enthalten viele wertvolle ätherische Öle.

Kardamom

Dieses Ayurveda-Gewürz kommt nicht nur in den wunderbar wärmenden Chai-Tee. Da es Säuren neutralisiert, kann es zum Beispiel Kaffee magenfreundlicher machen. Kardamom wirkt entwässernd und schleimlösend, hat eine reinigende Wirkung (hilft zum Beispiel gegen Mundgeruch!) und stärkt alle Doshas.

Fenchel

Wenn du unter Magen-Darm-Beschwerden, Verdauungsproblemen oder Übelkeit leidest, solltest du Fenchel probieren. Das kühlende Gewürz ist vielseitig verwendbar, zum Beispiel im Tee und gerade auch als Zutat für schwerere Fleischgerichte, da es die Fettverdauung ankurbelt.

Safran

Nicht nur das Verdauungsfeuer sowie Leber und Milz werden durch das wärmende Gewürz gestärkt. Safran hat auch eine ausgleichende Wirkung auf den Hormonhaushalt und kann daher bei Menstruations- und Wechseljahresbeschwerden eingesetzt werden. Außerdem lindert Safran Entzündungen und wirkt blutreinigend.

Senfsamen

Auch dieses wärmende Gewürz hat wunderbare heilende Eigenschaften und macht sich besonders gut in Suppen sowie herzhaften Gemüse- oder Fleischgerichten. Senfsamen wirken appetit- und stoffwechselanregend, antibakteriell, antiviral und krampflösend. Sie helfen bei Muskel- und Kopfschmerzen.

Achtsamkeit

Zelebriere deine Mahlzeiten, mache es dir schön, iss bewusst und achtsam, schule dich in Dankbarkeit. Kaue jeden Bissen gründlich – das hat auch den Vorteil, dass du das natürliche Sättigungsgefühl wahrnimmst. Achte zudem darauf, wie du dich nach dem Essen fühlst. Eine ayurvedische Mahlzeit wärmt Körper, Geist und Seele, sie gibt dir Energie, trägt dich durch den Tag, ohne dich zu beschweren. Sensibilisiere so mit der Zeit deinen inneren Kompass für die Lebensmittel und Ernährungsgewohnheiten, die dir guttun.

Regelmäßige Reinigung und Entschlackung

Wenn du beginnst, achtsamer mit dir selbst und deiner Ernährung umzugehen, wirst du dich in der Regel bald sehr viel wohler fühlen. Ist das nicht der Fall, könnte es sein, dass dein Organismus zu »voll« mit Überflüssigem und Schädlichem ist. Dann kannst du ihm noch so Gutes, Wertvolles bieten – er kann es nicht mehr aufnehmen.
Ayurvedische Heiler empfehlen mindestens zweimal im Jahr eine Entschlackung, also eine gründliche Reinigung von Körper, Geist und Seele durchzuführen. Bei einer ayurvedischen Detox-Kur befreist du deinen Organismus auf allen Ebenen von schädlichen Stoffen. Die besten Jahreszeiten hierfür sind Frühjahr oder Herbst.
Die klassische Pancha-Karma-Kur dauert mindestens zwei, besser drei bis vier Wochen. Mittels verschiedener Techniken wie Ölmassagen und -güsse, Einläufe, Dampfbäder, Fasten und Aufbaukost sowie mentaler Reinigungsübungen werden dabei Gifte

REGELMÄSSIGE REINIGUNG UND ENTSCHLACKUNG

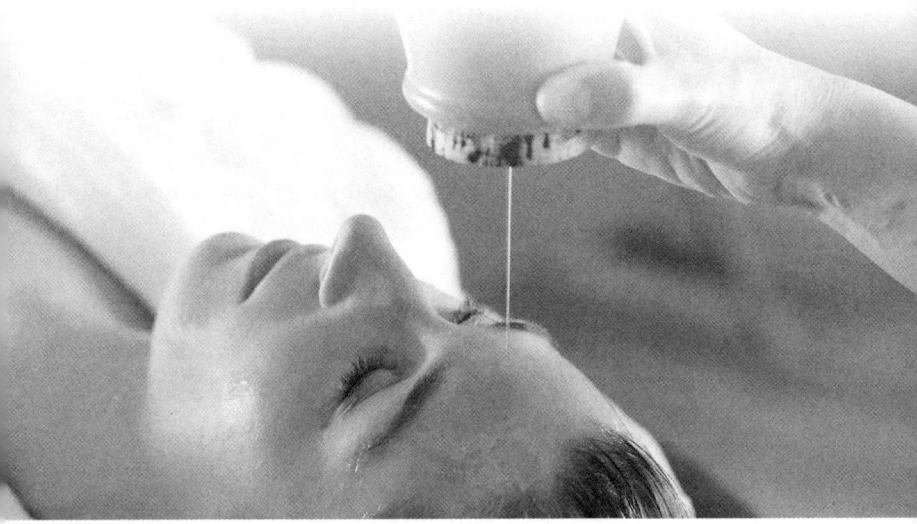

und Schlacken ausgeleitet. Die Reinigung erfolgt also von innen und außen. Wenn du die Möglichkeit hast, eine solche Kur einmal in einer spezialisierten Klinik durchzuführen: Mache es! Man fühlt sich danach wie neugeboren, die ayurvedische Entschlackung ist ein Jungbrunnen und setzt unsere inneren Heilkräfte frei.

NACH EINER PANCHA-KARMA-KUR FÜHLST DU DICH ERFRISCHT UND GEREINIGT!

Vielleicht geht es dir wie den meisten von uns, und du hast keine Zeit, dir einige Wochen im Jahr eine Auszeit nur für dich zu nehmen.

Glücklicherweise gibt es wunderbare ayurvedische Reinigungs- und Klärungsmethoden, die du ganz leicht in deinen Alltag integrieren kannst.

Einige werde ich dir im Lauf dieses Kapitels und im hinteren Praxisteil vorstellen. Zudem kannst du auch ein verkürztes fünf- oder zehntägiges Detox-Programm durchführen, das ich entwickelt habe. Du findest eine ausführliche Anleitung dazu in meinem Buch »Ayurveda Detox«, erschienen im Mankau Verlag.

Alles, was wir von außen aufnehmen, hinterlässt Spuren

Aber warum ist eine regelmäßige Reinigung eigentlich so wichtig, selbst wenn du sehr auf deine Gesundheit und Ernährung achtest? Mache dir hierbei bewusst, dass jede Mahlzeit, jedes Gespräch, jede Fernsehserie, jedes Buch, jeder Atemzug, schlicht alles, was du von außen aufnimmst, in dir Spuren hinterlässt. Es ist einfach nicht möglich, sich von schädlichen Einflüssen und Eindrücken völlig fernzuhalten. Über die Jahre und Jahrzehnte sammeln sich so immer mehr Altlasten in unserem Gewebe, in jeder unserer Zellen an. Unsere Entgiftungsorgane können dann manchmal nicht mehr ihrer Aufgabe nachkommen.

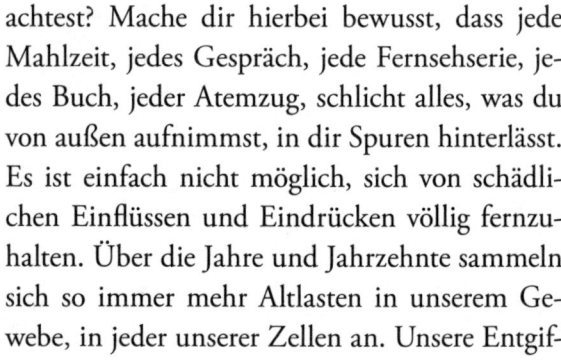

AYURVEDISCHE REINIGUNGSMETHODEN KANNST DU GANZ LEICHT IN DEINEN ALLTAG INTEGRIEREN.

Symptome für eine Ansammlung von Schadstoffen

Die Symptome für eine Ansammlung von Schadstoffen auf körperlicher, geistiger und seelischer Ebene sind sehr vielfältig, zum Beispiel schnelle Ermüdbarkeit, chronische Erschöpfung, depressive Verstimmung, häufige Infekte, Haarausfall und Hautprobleme, Schlafstörungen und Magen-Darm-Probleme.

Viele Klienten in meiner Ayurveda-Praxis haben jahrelang unter einem oder mehreren dieser Probleme gelitten, ohne dass die Schulmedizin eine Ursache finden konnte. In der Regel können wir nach einer ayurvedischen Entgiftung immer eine deutliche Besserung oder das Verschwinden der Symptome erreichen.

Ich bin überzeugt, dass ein Schlüssel zu diesem Erfolg der einzigartige, ganzheitliche Ansatz des Ayurveda ist. Da bei diesem

Detox-Programm Körper, Geist und Seele als Einheit betrachtet werden, wirkt es schneller, besser, tiefer und langfristiger.
Im nachfolgenden Abschnitt findest du einige Reinigungsmethoden, die du täglich anwenden kannst und die nur einige Minuten in Anspruch nehmen. Glaub mir, diese Zeit ist wirklich gut investiert.

Ayurveda Detox für jeden Tag

Klarheit
Nimm dir morgens nach dem Aufwachen einige Momente Zeit. Strecke und rekle dich im Bett wie ein Kätzchen. Kauf dir ein Gedanken-Tagebuch, lege es neben dein Bett und notiere morgens – möglichst ohne darüber nachzudenken – das, was dich in den ersten Momenten des Tages bewegt.

Schadstoffe loswerden
Über Nacht sammeln sich viele Schadstoffe im Mund an, die oft in einem Belag auf der Zunge sichtbar werden. Bei der Zungenreinigung schabst du diesen Belag sanft mit einem speziellen Zungenreiniger oder einem Löffel vom hinteren Gaumenbereich bis zur Zungenspitze ab.
Anschließend solltest du eine Mundspülung mit Sesamöl (Ölziehen) durchführen, um die Gift- und Abfallstoffe aus der Mundschleimhaut zu lösen und abzutransportieren. Dazu nimmst du einen Löffel voll hochwertigem Sesamöl in den Mund und ziehst es 2–3 Minuten kräftig durch die Zähne. Anschließend spuckst du das gesamte Öl aus und putzt dir gründlich die Zähne.

> AYURVEDA DETOX IST BESONDERS EFFEKTIV, WEIL ES KÖRPER, GEIST UND SEELE MIT EINBEZIEHT.

Wasser

Trinke danach auf nüchternen Magen ein großes Glas warmes oder heißes Wasser. So gleichst du den nächtlichen Flüssigkeitsverlust aus und regst deine Verdauung an. Ein paar Spritzer Zitronensaft verstärken den Effekt.

Trockenmassage

Vor der Dusche solltest du dir eine Trockenmassage mit dem ayurvedischen Rohseidenhandschuh (Garshan) oder einem anderen Massagehandschuh gönnen. Du massierst dabei deinen Körper im Bereich der Gelenke kreisförmig und bei den Knochen mit Auf- und Abbewegungen. Das aktiviert den Lymphfluss und die Durchblutung und verfeinert dein Hautbild.

Ritual zur Nacht

Mache es dir zur Gewohnheit, am Abend, wenn du dich ins Bett gelegt hast, kurz in deinem Gedanken-Tagebuch zu notieren, was dich bewegt hat. Mit kleinen meditativen Visualisierungsübungen, wie du sie im Praxisteil kennenlernen wirst, kannst du zudem deinen Geist und deine Seele vom Ballast des Tages befreien und auf eine erholsame Nachtruhe vorbereiten.

Spiritualität, Meditation, Yoga und Chakren

Wie bereits erwähnt, liegt der Ursprung des Ayurveda im Menschen selbst. Die Mönche und Seher, die sich vor Tausenden von Jahren in tiefe Meditation versenkten, waren überzeugt davon, dass in jedem von uns ein heiler, vollkommen gesunder Kern ruht, der alle Zeiten überdauert, also unsterblich ist. Er ist nicht gestresst, nicht müde und erschöpft, sondern voller Energie und Tatendrang. Dieses wahre Selbst ist mit allen und allem verbunden. Es ist aus ayurvedischer Sicht göttlich. Das bedeutet, jeder von uns trägt das Göttliche in sich. Es ist nicht unser Ego und auch nicht unsere Persönlichkeit. Es strebt nach nichts. Warum auch? Es hat alles, was es braucht, und weiß alles. Es ist reine Bewusstheit. So, wie es ist, ist es vollkommen – in jedem von uns.

DAS WAHRE SELBST IST REINE BEWUSSTHEIT.

Ein tiefes Wissen – unabhängig vom Glauben

Der Alltag in Indien, meinem Heimatland, ist gefüllt mit Ritualen, die dem Göttlichen in uns und den Göttern, die es in den jeweiligen Glaubensrichtungen gibt, huldigen.

Wenn du schon mal meditiert hast, weißt du vielleicht, was mit dem »wahren Selbst« gemeint ist. Es ist ein Gefühl, ein tiefes Wissen, das man unabhängig von irgendeinem Glauben erreichen kann. Unsere westliche Welt ist dagegen stark am Materiellen, am Äußeren ausgerichtet.

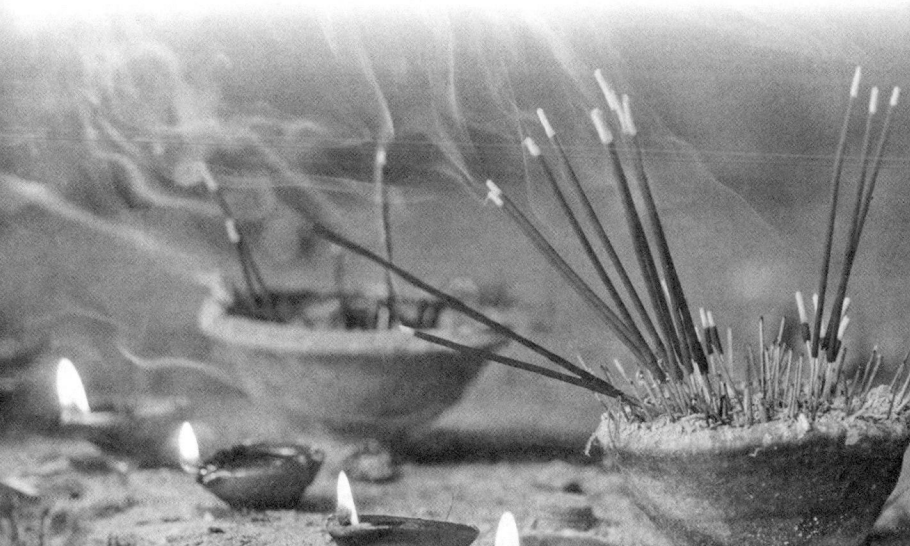

Von den Gesellschaften, in denen der Glaube stark verwurzelt ist, können wir eine Menge lernen – ohne dass wir deren Spiritualität übernehmen müssten. Natürlich lässt sich Glaube ohnehin nicht erzwingen – vielleicht entwickelst du eines Tages die tiefe Erkenntnis, dass es da eine »Energie«, ein »Mehr« gibt – vielleicht auch nicht. Alles geschieht zum richtigen Zeitpunkt.

Unabhängig davon können wir aber beginnen, uns mehr unserer geistigen und seelischen Ebene zu widmen. Und mehr Dankbarkeit in unser Leben zu integrieren, für das, was wir haben. Rituale wie das Entzünden von Räucherkerzen, die Meditation zu Beginn oder zum Ende des Tages bieten eine gute Möglichkeit dazu.

Meditation

Je öfter du mit deiner inneren Natur, deinem wahren Selbst oder wie auch immer du deinen inneren Kern nennen willst, in Kontakt kommst, desto weniger anfällig wirst du für schädliche Einflüsse von außen werden.

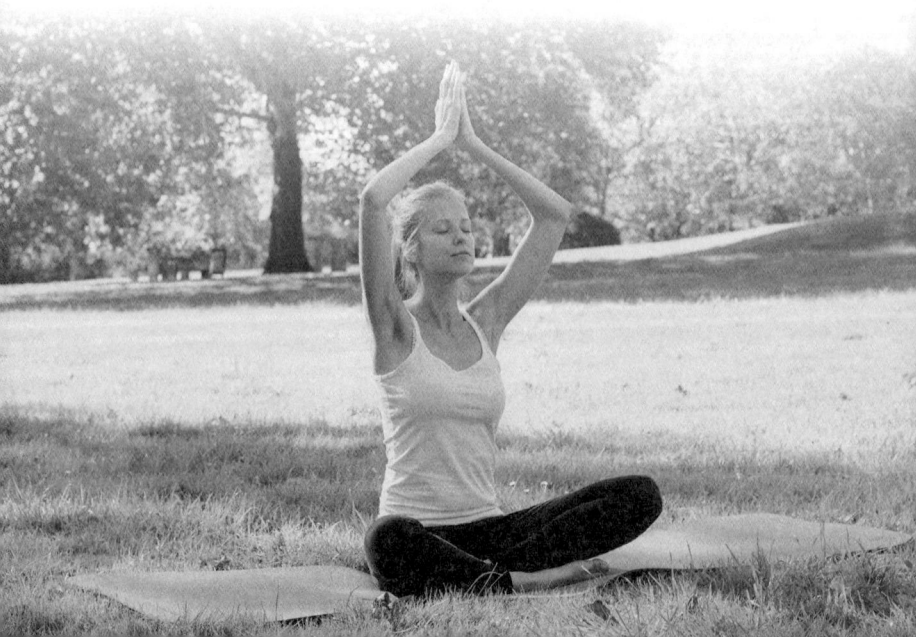

Ein machtvolles ayurvedisches Instrument, um das zu erreichen, ist Meditation. Du lernst mit regelmäßiger Übung, im Moment zu sein. Mediziner nennen das Bewusstsein, das man durch Meditation erreichen kann, den Alpha-Zustand. Die Hirnströme bewegen sich dabei in einer Frequenz zwischen 8 und 13 Hertz. Wir sind zwar geistig klar und aufnahmefähig, das Gehirn arbeitet sehr effektiv, aber zugleich in völliger Ruhe und in gutem Kontakt mit unserem Unterbewusstsein und unserer Intuition. Unser gesamtes Potenzial steht uns zur Verfügung.

Du bist nicht deine Gedanken und Emotionen

Ich empfehle dir daher, dir möglichst täglich einige Minuten Meditation zu gönnen. Sei geduldig mit dir – es ist völlig normal, dass Gedanken da sind und es dir am Anfang schwerfällt, dich auf den Moment zu konzentrieren. Versuche, möglichst absichtslos zu meditieren. Allein die Tatsache, dass du dir einige Minuten Zeit für dich, nur für dich nimmst, ist ungeheuer heilsam. Mit der Zeit wirst du feststellen, dass es dir immer leichter fällt, im Moment zu bleiben.

Du lernst, dass du nicht deine Gedanken und deine Emotionen bist. Du kannst sie beobachten und aus einem inneren Abstand betrachten. Dies kann dir einen unermesslichen Freiraum schenken. Im Praxisteil findest du eine genaue Anleitung, wie du bei der Meditation vorgehst.

Die segensreiche Wirkung von Yoga

Auch beim Yoga ist das Prinzip der Einheit von Körper, Geist und Seele wieder allgegenwärtig. Mit den Körperübungen – den Asanas – dehnst du deinen Körper und hältst deine Wirbelsäule geschmeidig. Die segensreiche Wirkung, die regelmäßige Yoga-Praxis auf den ganzen Organismus hat, ist mittlerweile dank unzähliger Studien unumstritten.

ZAHLREICHE STUDIEN BELEGEN DIE POSITIVEN EFFEKTE VON YOGA.

Die Asanas wirken auf die Tiefenmuskulatur, harmonisieren unsere Hormondrüsen, stärken unter anderem das Herz-Kreislauf-System und schulen die Balance sowie die Achtsamkeit für den eigenen Körper. Der dauernde Wechsel zwischen An- und Entspannung sorgt zudem für einen Abbau von Stress. Das tiefe Atmen und die Atemübungen, die ein zentrales Element des Yoga sind, stärken die Lungenfunktion und führen zu einer besseren Energieversorgung deines ganzen Systems. Die regelmäßige Praxis kann dich schließlich wieder ganz nah an dein wahres Selbst bringen und dir ein bewussteres Leben ermöglichen. Im Praxisteil lernst du einige Yogaübungen kennen. Vielleicht fängst du Feuer und meldest dich zu einem Yoga-Kurs bei dir in der Nähe an. Ich kenne niemanden, der es bereut hätte.

Die Energiezentren deines Körpers

Beim Yoga und bei der Meditation, aber auch im täglichen Leben durch die Auswahl bestimmter Farben und Gerüche kannst du bestimmte Themen bearbeiten, indem du deine Chakren ausgleichst. Wie andere Gesundheitslehren geht Ayurveda davon aus, dass es in unserem Körper zahlreiche Energiezentren – Chakren – gibt. Die sogenannten sieben Hauptchakren sind entlang unseres Energiekanals, der Wirbelsäule, aufgereiht und reichen bis zum Scheitel. Jedem Chakra werden eine bestimmte Farbe und ein bestimmtes Thema zugeordnet.

DIE EINZELNEN CHAKREN KANNST DU GEZIELT ANREGEN UND AUSGLEICHEN.

DIE SIEBEN HAUPTCHAKREN UND IHRE THEMEN

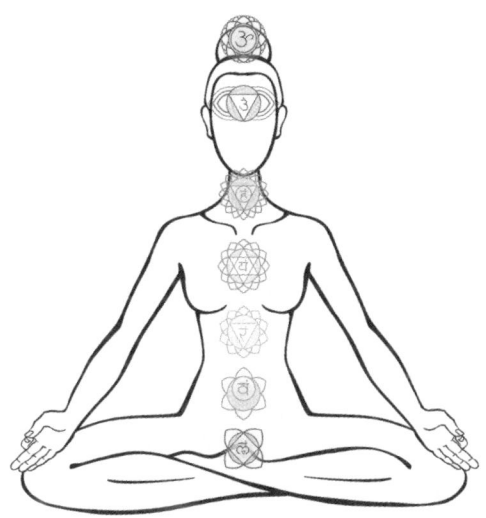

Das erste Chakra befindet sich am Beginn unserer Wirbelsäule, in der Höhe des Steißbeins. Es ist der Hauptlieferant unseres gesamten Energiesystems und steht für unser Urvertrauen. Seine Farbe ist Rot.

Das zweite Chakra befindet sich zwischen Schambein und Nabel und gilt als der Sitz unserer Kreativität und Sexualität. Seine Farbe ist Orange.

Unser drittes Energiezentrum liegt oberhalb des Bauchnabels. Seine Farbe ist Gelb. Dieses Chakra steht für unser Selbstwertgefühl, unsere Identität, unser Durchsetzungsvermögen und den Umgang mit unseren Gefühlen.

Das Herz-Chakra liegt in der Mitte des Brustkorbes. Seine Farben sind Grün und Rosa. Es steht für Liebe, Wärme, Offenheit und Mitgefühl.

Das fünfte Energiezentrum hat seinen Sitz an der kleinen Vertiefung am oberen Ende des Brustbeins. Seine Farbe ist Hellblau. Es steht für unsere Kommunikationsfähigkeit.

- Das sechste Chakra, auch bekannt als »Drittes Auge«, befindet sich zwischen den Augenbrauen. Die Farbe ist Indigoblau, das Thema ist der sogenannte »sechste Sinn«, die Intuition.
- Das siebte, das Kronen-Chakra, liegt am Scheitel. Ihm werden die Farben Weiß, Gold und Violett zugeordnet. Seine Themen sind das reine Sein, Respekt für die eigene Existenz und die Existenz von anderen sowie Tugenden wie Liebe, Wahrhaftigkeit, Großzügigkeit.

Für die Gesundheit von Körper, Geist und Seele sind alle Chakren gleichermaßen von Bedeutung. Du lernst im Praxisteil eine Chakra-Meditation kennen, die alle Energiezentren ausgleicht. Du kannst auch gezielt einzelne Chakren stärken und harmonisieren, indem du gezielte Yoga-Asanas durchführst oder dich mit der Farbe dieses Energiezentrums kleidest oder umgibst. Auch Heilsteine, ätherische Öle und Affirmationen können einzelne Chakren ausgleichen und aktivieren.

Massagen

Wenn du einmal eine ayurvedische Ölmassage genossen hast, dann wirst du wissen, wie wunderbar weich und geborgen man sich dabei fühlt. Die Wärme, die Sanftheit der Berührungen und die hochwertigen, wohlriechenden Öle, die auf das jeweilige Dosha abgestimmt werden, sind eine wahre Wohltat. Massagen sind ein wichtiger Teil der traditionellen Pancha-Karma-Kur, da sie Giftstoffe und Schlacken ausleiten und die Lebensenergien in Balance bringen. Sie gelten im Ayurveda als Verjüngungsmittel. Wunderbar anregend und zugleich entspannend ist auch eine ayurvedische Kopfhautmassage, die du auch selbst durchführen kannst. Du findest dazu eine Anleitung im Praxisteil bei deinen Tipps für den Samstag (→ Seite 140).

DAS IST FÜR DEINE EVERY-DAY-AYURVEDA-WOCHE BESONDERS WICHTIG

- ❦ Ernährung und Verdauung sind die Säulen deiner Gesundheit. Ayurveda setzt auf warme Speisen, heilende Kräuter und typgerechte Lebensmittel, die dein Dosha gut verwerten kann.

- ❦ Deinen Organismus solltest du regelmäßig von Schadstoffen auf körperlicher, geistiger und seelischer Ebene befreien. Tägliche Reinigungsrituale sind ein wichtiger Baustein.

- ❦ Meditation, Yoga, Massagen und Chakra-Arbeit stärken und harmonisieren deine individuelle Dosha-Konstitution.

GESUNDHEIT AUS AYURVEDISCHER SICHT

Das Wichtigste in Kürze – die Verantwortung liegt bei uns selbst

»Gesundheit ist das Allerwichtigste«, »Gesundheit ist das höchste Gut des Menschen« – wer würde dieser fundamentalen Wahrheit widersprechen? Oft wissen wir allerdings dieses höchste Gut erst zu schätzen, wenn wir es verloren haben. In meine Ayurveda-Praxis kommen Menschen mit den unterschiedlichsten Symptomen wie Haarausfall, chronischer Erschöpfung, immer wiederkehrenden Infekten und Burn-out. Sie haben oft schon einen langen Leidensweg hinter sich, der sie zu verschiedenen Schulmedizinern geführt hat, die keine Ursache für ihre Symptome finden konnten. In den ausführlichen Anamnese-Gesprächen frage ich meine Klienten auch immer: »Wann haben Sie sich zuletzt voller Energie, rundum gesund und leistungsfähig gefühlt?«
Viele wissen darauf keine Antwort. Dies ist aus ayurvedischer Sicht mehr als verständlich, denn die Entstehung von Krankhei-

ten ist oft ein langer, schleichender Prozess, der sich über Jahre, manchmal Jahrzehnte hinzieht. »Steter Tropfen höhlt den Stein«, heißt es. Wenn wir über Jahre Lebensgewohnheiten aufrechterhalten, die unser natürliches Gleichgewicht der Lebensenergien durcheinanderwirbeln, werden wir irgendwann krank. Viele Aspekte, z. B. zu wenig ausgleichende Bewegung, falsche Ernährungsgewohnheiten, unbewältigte Konflikte, die für sich genommen für den Organismus bewältigbar wären, werden gemeinsam zur großen Belastung.

Die Krankheit, die entsteht, fühlt sich für den Einzelnen mehr als real an und ist es auch. Sie bedeutet eine große Einschränkung der Lebensqualität. Gleichzeitig wird sie schulmedizinisch

ACHTE AUF DIE ZEICHEN DEINES KÖRPERS. WAS WILL ER DIR SAGEN?

oft entweder nicht als Krankheit anerkannt, weil es für sie keinen Namen gibt, oder es werden nur die Symptome bekämpft, was dazu führt, dass sie oft wiederkehrt. Für die Betroffenen ist das eine zusätzliche seelische Belastung, denn sie fühlen sich häufig nicht ernst genommen.

Ayurveda ist hier in vielerlei Hinsicht segensreich.

Wenn du bereits unter Symptomen leidest, können durch die ganzheitliche Sicht Ursachen erkannt und dauerhaft beseitigt werden. Wenn du einfach mehr für dich, deine Gesundheit und dein Wohlbefinden tun willst, unterstützt Ayurveda dich dabei herauszufinden, was dir wirklich guttut – getreu dem ayurvedischen Grundsatz »Vorbeugen ist besser als heilen«.

Gesundheit und Leistungsfähigkeit bis ins hohe Alter – gemäß der indischen Heilkunde sollte das nicht die Ausnahme, sondern die Regel sein. Gesund bedeutet nicht nur, dass wir *nicht* krank sind. Gesund bedeutet, dass wir ein glückliches Leben im Einklang mit unseren tiefsten Werten und Überzeugungen führen. Achtsam mit uns selbst und unseren Mitmenschen umgehen.

Der Weg dorthin führt nicht über Selbstkasteiung und Disziplin, sondern über Selbsterkenntnis und Selbstverantwortung. In unserer auf Leistung getrimmten Gesellschaft haben wir uns daran gewöhnt, dass alles von außen kommt. Wir gehen zum Arzt, um Linderung und Heilung unserer Krankheiten von ihm zu bekommen. Tatsächlich liegt die Heilung oft in uns.

Das Prinzip der Eigenverantwortung

In meiner Praxis liegt ein Buch aus, in dem Klienten mir ihr Feedback hinterlassen dürfen, wenn sie mögen. Die Worte berühren mich oft sehr. Ein junger Mann hat zum Beispiel geschrieben: »Ich habe schon bei unserem ersten Treffen in Ihren Augen gesehen, dass Sie mich heilen werden.« So sehr mich diese Einschätzung freut, will ich sie doch ein wenig korrigieren. Denn er hat in meinen Augen genau das gesehen, was in ihm selbst lange Zeit verborgen war.

> AYURVEDA VER-URTEILT NIEMALS, ALSO VERURTEILE DICH AUCH SELBST NICHT.

Komm raus aus der passiven Rolle!

Wir haben uns bezüglich unserer Gesundheit, des Verständnisses und der Heilung von Krankheiten eine sehr passive Rolle zugelegt. Wir haben uns angewöhnt, die Verantwortung für uns selbst anderen – dem Arzt, der Regierung, dem Arbeitgeber, dem Partner – zuzuschieben. Wenn wir aber die Krankheiten und Symptome, unter denen wir leiden, wirklich verstehen und langfristig beseitigen wollen, sollten wir beginnen, uns selbst und unseren eigenen Anteil daran zu sehen.

Es ist, wie es ist

Dieser Gedanke mag dir vielleicht zuerst befremdlich oder gar bedrohlich vorkommen. Vielleicht machst du dir Vorwürfe und bereust, dass du viele Jahre für dich ungesunde, dir Energie und Lebenskraft raubende Gewohnheiten aufrechterhalten hast. Ich bitte dich an dieser Stelle, dies nicht zu tun. Ayurveda verurteilt niemals. Du hast damals genau das gemacht, was dir zu dem damaligen Zeitpunkt richtig erschien. Es ist, wie es ist. Und es ist gut so, wie es ist. Nimm stattdessen eine liebende, nachsichtige, verständnisvolle Haltung dir gegenüber ein, wie du es auch bei einem guten Freund tun würdest. Ich lade dich nun dazu ein, dir bewusst zu werden über die Zusammenhänge zwischen dem, was in dir vorgeht, und dem, was im Außen geschieht.

> JEDER GEDANKE, JEDES GEFÜHL BEEINFLUSST DICH SELBST UND DEINEN ORGANISMUS.

Jeder negative Gedanke, den du hast, jedes Gefühl wie Angst oder Wut hat eine direkte Auswirkung auf dich selbst und auf dein Umfeld. Sicherlich hast du das auch schon in deinem Leben vielfach selbst gemerkt. Wenn du mit dem falschen Fuß aufstehst, schlechte Laune hast und deine Mitmenschen unfreundlich behandelst, werden sie in der Regel genauso reagieren:

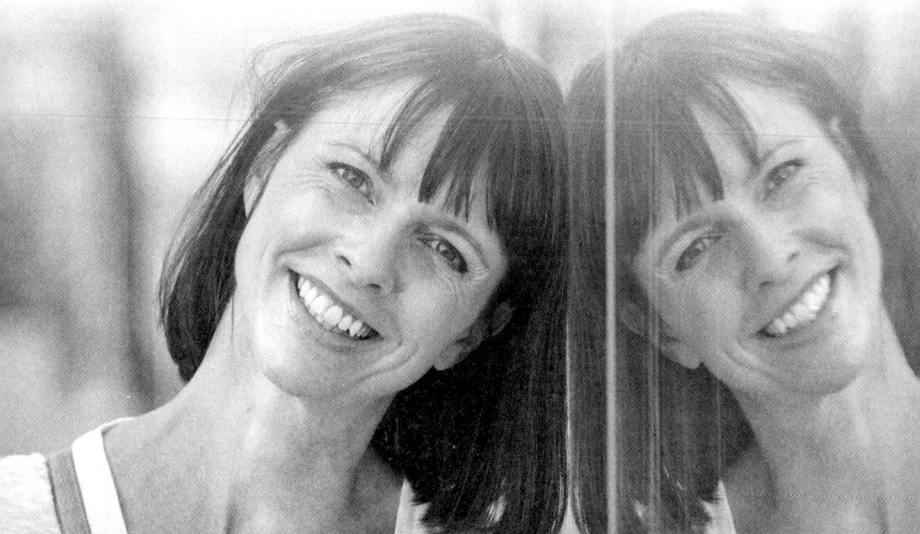

unfreundlich. Die Welt und deine Mitmenschen sind dein Spiegel. Wen möchtest du in diesem Spiegel sehen?

Angst gegen Vertrauen

Ein anderes Beispiel: Wenn du vor irgendetwas Angst hast, hat das Einfluss auf jede einzelne Zelle deines Körpers. Dein Herzschlag beschleunigt sich, deine Muskeln verspannen, deine Hände werden feucht, die Verdauung spielt verrückt.
Das Gegenteil von Angst ist Vertrauen. Vertrauen in dich selbst, Vertrauen in den Fluss des Lebens. Je mehr du dich erdest, mit Meditation, Yoga, Aufenthalten in der Natur, Ernährung, die dir guttut, ausreichend Schlaf und regelmäßiger Reinigung von negativen Einflüssen, desto mehr Vertrauen wird in dein Leben kommen.
Es geht nun auch hier nicht darum, dich für bestimmte Gedanken und Gefühle zu verurteilen. Versuche stattdessen, ein Bewusstsein dafür zu schärfen, dass jedes deiner Gefühle und jeder deiner Gedanken deine Realität und dein Erleben formen und deinen Organismus beeinflussen. Machtvolle ayurvedische Instrumente, um dies positiv zu nutzen, sind Meditation und Yoga.

Heilung geschieht in dir

Natürlich hat die Schulmedizin Medikamente und Therapien entwickelt, die unverzichtbar sind. Auch Ayurveda-Therapeuten arbeiten z. B. mit individuell auf dich abgestimmten Kräutern, die dich in deiner Heilung unterstützen. Letztlich aber geschieht die Heilung in dir. Es gibt keine Heilung ohne Selbstverantwortung. Damit holst du dir die Freiheit über dein Leben zurück.

Gesundheit und Glück

»Svastha« – so nennt Ayurveda den Zustand vollkommener Gesundheit. Er heißt übersetzt so viel wie »im Selbst verweilen«. Gesundheit bedeutet also im Ayurveda sehr viel mehr als die Abwesenheit von Krankheit.

Wenn wir in uns ruhen, uns und unsere innersten Werte kennen, dann führen wir nicht nur ein gesundes, sondern auch ein glückliches Leben. Gesundheit hat aus ayurvedischer Sicht eine sehr umfassende Bedeutung und sehr viel mit Selbsterkenntnis zu tun.

SELBST-ERKENNTNIS ALS SCHLÜSSEL ZUR GESUNDHEIT.

Achtsamkeit und Bewusstheit kannst du mit Ayurveda und Meditation üben, aber auch durch jede andere Tätigkeit, auf die du dich voll und ganz konzentrierst. Es geht darum, öfter mal im Moment zu sein und sich nicht durch unseren »monkey mind« – so nennen die buddhistischen Mönche unseren unruhig von Gedanken zu Gedanken hüpfenden Verstand – ablenken und kontrollieren zu lassen.

Was ist dir wirklich wichtig?

Gesundheit und Glück bis ins hohe Alter sind aus ayurvedischer Sicht nicht die Ausnahme, sondern die Regel. Jeder von uns trägt das Rüstzeug dazu in sich. Wir dürfen es daher auch nutzen. Wie du bereits weißt, spielt das Gleichgewicht deiner Lebensenergien hierfür eine große Rolle. Um diese Harmonie herzustellen, ist es auch wichtig, dass du in den Lebensbereichen, die dir wichtig sind, wie Familie, Partnerschaft, Job, Freunde etc., etwaige Dysbalancen erkennst. Du findest dazu eingangs des Praxisteils

JEDER VON UNS HAT DAS RÜSTZEUG, GESUND ALT ZU WERDEN.

eine Checkliste (den Dosha-Selbsttest), die dich dabei unterstützt, dies herauszufinden (→ Seite 84 ff.). Innere Klarheit ist ein entscheidender Faktor für Glück und Gesundheit. Nur wenn du weißt, was dir wirklich wichtig ist, kannst du dein Leben auch entsprechend gestalten und ausrichten. Versuche, dich davon freizumachen, was andere – die Gesellschaft, deine Eltern, dein Partner – von dir erwarten, und höre in dich hinein: Was ist *mir* wirklich wichtig?

Vorbeugen ist besser als heilen

Du weißt bereits, dass Krankheit aus ayurvedischer Sicht immer bedeutet, dass unser ideales individuelles Dosha-Gleichgewicht, mit dem wir auf diese Welt gekommen sind, aus der Balance geraten ist. Nach dem Motto »Vorbeugen ist besser als heilen« wird in der ganzheitlichen Heilkunde versucht, dieses Ungleichgewicht erst gar nicht entstehen zu lassen. Mit konstitutionsgerechter Ernährung, einem gleichmäßig lodernden Verdauungsfeuer, einem ausgewogenen Verhältnis von Bewegung und Entspannung sowie regelmäßigen, am besten täglichen Reinigungsritualen von Körper, Geist und Seele bahnst du den Weg für ein langes, gesundes Leben. Viele von uns haben allerdings das Gefühl dafür, was ihrem Körper, Geist und Seele wohltut, verloren.

Krankheiten entstehen schleichend

Genauso wie die Gesundheit wird auch Krankheit im Ayurveda ganzheitlich betrachtet. Die Entstehung von Krankheiten ist oft ein schleichender Prozess. Über Jahre, manchmal Jahrzehnte halten wir Lebensgewohnheiten aufrecht, die unser natürliches Gleichgewicht der Lebensenergien durcheinanderbringen. Nehmen wir als Beispiel einen Menschen mit Vata-Konstitution. Wärmende Speisen und feste Strukturen sind für ihn besonders wichtig. Wenn es draußen stürmt und kalt ist, ist das eine herausfordernde Zeit für diesen Dosha-Typ.

Er sollte dann besonders auf sich achtgeben, warme und auch süße Speisen zu sich nehmen. Wenn er stattdessen kalt und unachtsam ist, kann das zu Verdauungsstörungen führen, und der Mensch fühlt sich schlapp, energielos, friert dauernd. Wird das über längere Zeit so aufrechterhalten, kann das zu ernsten gesundheitlichen Problemen führen. Bereits vorher signalisiert unser kluger Organismus mit seinem Unwohlsein, mit Frieren und Müdigkeit: »Hilfe, das tut mir nicht gut!« Wir müssten ihm nur zuhören.

NIMM DIR JEDEN TAG EINIGE MOMENTE NUR FÜR DICH!

Wenn du deinem Organismus eine Zeit lang also zu viel zugemutet und deine Bedürfnisse ignoriert hast oder bereits an einer Krankheit leidest, ist eine ayurvedische Entschlackungskur, die Giftstoffe ausleitet, ein wichtiger Schritt zur Gesundung. Besonders wichtig ist mir auch, dass du ein Gefühl für dich selbst, dein optimales Gleichgewicht (zurück-)gewinnst. Das Führen eines Gedanken-Tagebuchs sowie das bewusste Erleben einiger Momente am Tag, die nur dir gehören, unterstützen dich dabei. Eine Anleitung dazu findest du in deiner Every-Day-Ayurveda-Woche (→ Seite 102 f.).

Der Aufbau des Organismus mit individuell auf dich abgestimmten Kräutern und Gewürzen sowie auf dein Dosha zugeschnittenen Ernährungs- und Lebensgewohnheiten sind ebenfalls wichtige Bausteine der Ayurveda-Therapie. Grundlage ist immer eine ayurvedische Diagnose, die wichtigsten Techniken lernst du im folgenden Kapitel kennen.

Antworten auf Probleme unserer Zeit – Achtsamkeit und Werte

Wenn ich dir sage, du bist der Schöpfer deiner Welt, und du gleichzeitig die Welt herum betrachtest, wirst du wahrscheinlich die Hände über dem Kopf zusammenschlagen: DAS soll ich verbrochen haben? Nun, ja und nein. Mit deiner Welt ist im Wesentlichen natürlich erst mal deine direkte Umgebung gemeint. Deine Familie, dein Zuhause, deine Arbeit, deine Freunde, dein Alltag – der Zustand deiner Beziehungen, die Art, wie ihr miteinander umgeht, das Lächeln oder aber auch der Zorn in dir – das alles hat direkt mit dir zu tun, wie du denkst, fühlst, handelst.
Letztlich hat aber auch der Zustand unserer Gesellschaft, alles, was in der Welt passiert, zumindest indirekt mit dir zu tun. Schließlich sind aus ayurvedischer Sicht alle und alles miteinander verbunden.

Das Fundament ist verloren gegangen

Vor Kurzem stand ich in der überfüllten U-Bahn. Eine ältere Dame stieg ein. Eine auch nicht mehr ganz junge Frau aus einer Vierersitzgruppe stand auf, um der Frau ihren Platz anzubieten. So weit also alles wunderbar, so soll es sein, dachte ich mir noch. Dann allerdings sagte ein anderer aus der Sitzgruppe zu ihr: »Es steht doch sonst auch keiner auf, wieso gerade du, immer lässt du dich ausnutzen, das ist so typisch für dich. Das wird für dich später auch keiner tun. Bist du doof?«
Auf dem Gesicht der Frau breiteten sich Verwirrtheit und Schuldbewusstsein aus, schließlich begann sie, sich für ihre Höflichkeit zu entschuldigen.

Diese Situation halte ich auf eine gewisse Art für typisch für unsere Zeit: Vielfach ist das Fundament darum verloren gegangen, was richtig oder falsch, gut oder schlecht ist. Denn dazu müssen wir unsere eigenen Werte zunächst kennen und dann auch nach ihnen leben. Die Dame in der U-Bahn hat zwar intuitiv richtig gehandelt, sich aber von dem Kollegen völlig verunsichern lassen. Heute wird oft ungesunder, aggressiver Egoismus (was gehen mich die anderen an, ich lasse mich doch nicht ausnutzen; ich gegen den Rest der Welt) mit gesunder und harmonisierender Selbstliebe (erst wenn ich mich selbst liebe, für mich selbst sorge, kann ich mich liebevoll meinen Mitmenschen zuwenden) verwechselt.

Jeder Einzelne trägt Verantwortung

In diesem Sinne bietet Ayurveda die Antwort auf viele drängende Probleme unserer Zeit – ob Klima- und Umweltschutz oder ein respektvolles, vorurteilsloses Miteinander: Jeder Einzelne ist hier gefragt, sich seiner Werte bewusst zu werden, sie zu definieren und mit Achtsamkeit zu leben. Wenn wir jedes Lebewesen

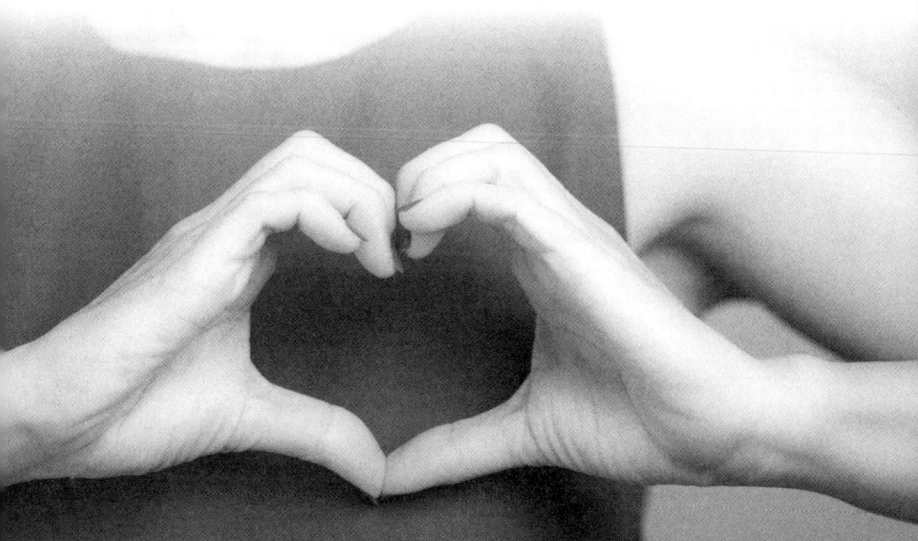

einschließlich uns selbst mit Respekt und Wertschätzung behandeln, ändert sich alles. Mit vielen kleinen Schritten können wir gemeinsam die Welt zu einem besseren Ort machen. Wir sind nicht machtlos, sondern wir haben es in der eigenen Hand.

DAS IST FÜR DEINE EVERY-DAY-AYURVEDA-WOCHE BESONDERS WICHTIG

- ❦ Heilung kommt nicht von außen, sondern geschieht in dir.
- ❦ Was tut dir wirklich gut und gibt dir Energie? Diese Frage ist für deine Gesundheit überaus wichtig. Im Praxisteil findest du dazu einige Übungen.
- ❦ Gesundheit und Glück gehören im Ayurveda zusammen. Ganzheitliche Gesundheit fängt bei deinen Werten und deiner Einstellung zu dir selbst sowie zu deinen Mitmenschen an.

AYURVEDISCHE DIAGNOSETECHNIKEN

Das Wichtigste in Kürze – den ganzen Menschen erfassen

Mit der ayurvedischen Diagnose will der Therapeut den Menschen in seiner Ganzheit und Komplexität, also auch im Verhältnis zu seiner Umwelt, erfassen. So können Ursachen für gesundheitliche Probleme auf einer sehr viel tieferen Ebene erkannt werden.

Basis der ayurvedischen Therapie ist daher immer ein sehr ausführliches Anamnesegespräch, das den ganzen Menschen im Blick hat. Mit der Pulsdiagnose wird die individuelle Verteilung der Lebensenergien bestimmt. Die Präsenz des Lebens, wie der Puls in den vedischen Schriften genannt wird, gibt dem Therapeut zudem Aufschluss über die allgemeine Konstitution des Menschen, die Verfassung seiner jeweiligen Organe und vor allem über aktuelle Beschwerden, da er sehr sensibel und fein auf alle Einflüsse reagiert.

Neben der Pulsdiagnose untersuchen ayurvedische Therapeuten genau die Zunge, die Nägel, die Augen, das Gesicht und beziehen auch die Gesamterscheinung in ihre Diagnose mit ein. Unsere Ausscheidungs- und Stoffwechselprodukte – die Malas – geben einen wichtigen Hinweis darauf, wie unsere Verdauung funktioniert.

Wie Ayurveda-Therapeuten arbeiten

Der Mensch steht im Mittelpunkt. Diesen Satz schreiben sich viele auf die Fahnen – in der indischen Gesundheitslehre wird er tatsächlich umgesetzt. Die Einzigartigkeit jedes einzelnen Menschen, ja überhaupt jedes Lebewesens ist ein Grundsatz, den jeder seriöse Ayurveda-Therapeut zutiefst verinnerlicht hat.
Das Dosha-System bietet zwar auf den ersten Blick eine gewisse Schematisierung. Wenn du jedoch tiefer in die Materie einsteigst, wirst du feststellen, dass es unendlich viele verschiedene Varianten und Ausprägungen gibt. Oder anders gesagt: Auch die Dosha-Verteilung, mit der du geboren wirst, ist einzigartig.

Jedes Detail kann wichtig sein

Um den Menschen, der mir gegenübersitzt, wirklich ganzheitlich zu erfassen, führe ich zunächst immer ein, meistens mehrere sehr ausführliche Gespräche mit ihm. Ich will wirklich ALLES von ihm wissen, was er bereit ist preiszugeben und was ihm bewusst ist. Denn jedes Detail kann wichtig sein.
Natürlich spielen Ernährungs- und Lebensgewohnheiten eine große Rolle. Aber auch seelische Konflikte oder Sinnkrisen neh-

men hier einen großen Raum ein. Körper, Geist und Seele werden im Ayurveda immer als untrennbare Einheit betrachtet, das gilt auch für die Diagnose und Therapie. Natürlich gibt es im Ayurveda auch Diagnosetechniken, mit denen sich der Arzt ein eigenes Bild machen kann. Mit einigen der ayurvedischen Diagnosetechniken, die ich dir im Folgenden kurz vorstelle, kannst du auch mit aufmerksamer Eigenbeobachtung Störungen und Ungleichgewichte deiner individuellen Dosha-Verteilung frühzeitig erkennen und gegensteuern.

> DER MENSCH IN SEINER EINZIGARTIGKEIT UND IN SEINEM VERHÄLTNIS ZUR UMWELT STEHT BEI DER AYURVEDISCHEN DIAGNOSE IM MITTELPUNKT.

Die Präsenz des Lebens

Die ayurvedische Pulsdiagnose ist die wohl bekannteste Technik. Dabei misst der Therapeut an den Innenseiten deiner Handgelenke die Frequenz deines Pulses (Nadi) mit unterschiedlicher Druckstärke auf die Arterie.
Der Puls gibt nicht nur Aufschluss über die individuelle Verteilung deiner Doshas, sondern auch über die aktuelle Verfassung all deiner Organe und Stoffwechselablagerungen.

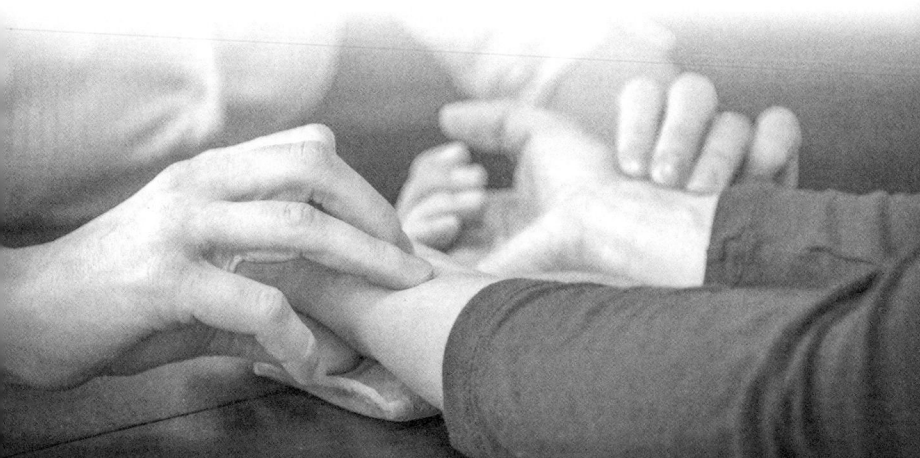

Disharmonien können frühzeitig erkannt werden

Das Faszinierende an der Pulsdiagnose ist, dass sie unglaublich fein und differenziert ist. Mögliche Störungen und Disharmonien können so schon sehr früh erkannt und auch das komplexe Zusammenspiel der Ursachen auf körperlicher, geistiger und seelischer Ebene kann erfasst werden. Der Puls reagiert sehr unmittelbar auf Einflüsse aller Art, wie du sicher auch schon selbst an dir festgestellt hast. Daher sollte die Pulsdiagnose immer durch andere Techniken ergänzt werden, um ein umfassendes Bild zu erhalten.

Zungendiagnose

Im Rahmen der ayurvedischen Zungendiagnose kann ich an charakteristischen Belägen, Furchen und Schwellungen erkennen, wie die Verdauungsorgane arbeiten und welche Optimierungsmöglichkeiten es gibt. Insbesondere eine mögliche Verschleimung und eine Belastung mit Giften und Schlacken lassen sich an der Zungenfarbe, Form, Oberflächenbeschaffenheit und Feuchtigkeit ablesen. Aber auch auf den Zustand der Doshas lassen die Zunge und ihr Belag Rückschlüsse zu.

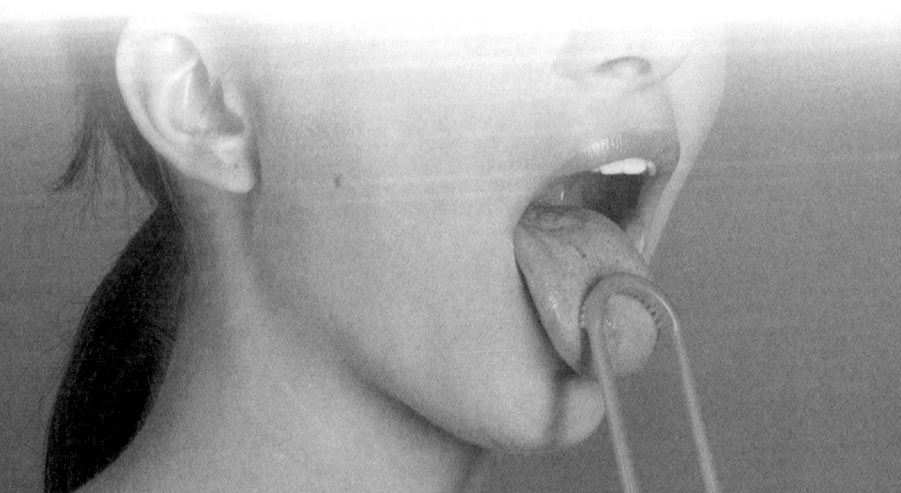

Der Belag am Morgen
Bei einer Erhöhung von Kapha etwa, die oft mit Verschleimung einhergeht, ist der Zungenkörper etwas angeschwollen, und es zeigen sich leichte Zahneindrücke in dem feuchten, weißlichen Zungenbelag. Gerade das Betrachten der Zunge ist auch für dich im Rahmen deiner Morgenroutine sehr hilfreich. Kontrolliere also künftig am Morgen deinen Zungenbelag, bevor du ihn mit dem Zungenschaber entfernst. Wie verändert er sich im Lauf der Zeit? Bei völliger Gesundheit sollte die Zungenoberfläche glatt und rissfrei sein; sie ist nicht trocken, sondern feucht. Ihre Farbe ist hellrot und der Belag hell und dünn.

Antlitzdiagnose

Die Haut ist unser größtes Organ und reagiert sehr sensibel auf Einflüsse von außen und innerliche Dysbalancen. Die Beschaffenheit der Haut, charakteristische Linien und Falten, die Gesichtsfarbe und -form, Schwellungen – dies alles gibt dem Ayurveda-Therapeuten wichtige Hinweise auf deinen aktuellen Gesundheitszustand und auch über bereits überwundene Störungen deines Körper-Geist-und-Seele-Gleichgewichts.

> ALS AMA WERDEN IM AYURVEDA ALLE SCHADSTOFFE BEZEICHNET, DIE DEN KÖRPER BELASTEN.

Grundsätzlich weist trockene, juckende, faltige Haut auf ein erhöhtes Vata-Dosha hin. Ölige, fettige Haut tritt oft bei einer Kapha-Störung auf. Eine erhöhte Ama-Belastung zeigt sich in der Regel durch Unreinheiten oder Reizungen der Haut. Ama sind alle Schadstoffe, die den Körper belasten. Sie können durch unverdaute Nahrung entstehen, durch Schadstoffe, die von außen aufgenommen werden, oder es handelt sich um geistiges Ama, zum

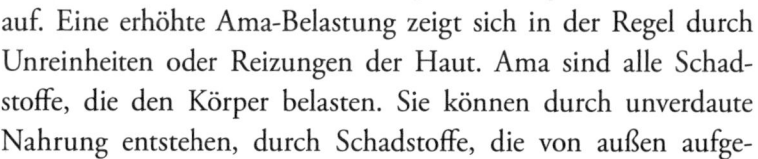

Beispiel kreisende negative Gedanken. Schwellungen im Bereich der Augen können auf Nieren-Blasen- oder Herzprobleme hindeuten.

Jeder Gesichtsregion wird eine Körperregion zugeordnet: Während etwa der Bereich der Nasenwurzel zwischen den Augenbrauen das Nervensystem repräsentiert, steht die Nasenspitze für das Herz. Die Nasenflügel wiederum repräsentieren die Bronchien.

Augendiagnose

Die Augen gelten als Spiegel der Seele und verraten viel über deinen Gesundheitszustand. Sie werden Pitta, also dem Feuerelement, zugeordnet. Augapfel, Lider, Pupille und Wimpern sind nicht nur charakteristisch für deinen Dosha-Typ, sondern Signale dafür, wie es dir auf allen Ebenen aktuell geht. Trockene Augen, schlaffe Lider, dunkle Augenringe und unstete Pupillenbewegungen sind ein Hinweis auf zu viel Vata.

Pitta sorgt für glänzende Augen, kann aber bei einer Erhöhung Rötungen, Brennen, eine übergroße Lichtempfindlichkeit, Entzündungen und eine Sehschwäche zur Folge haben. Große, strah-

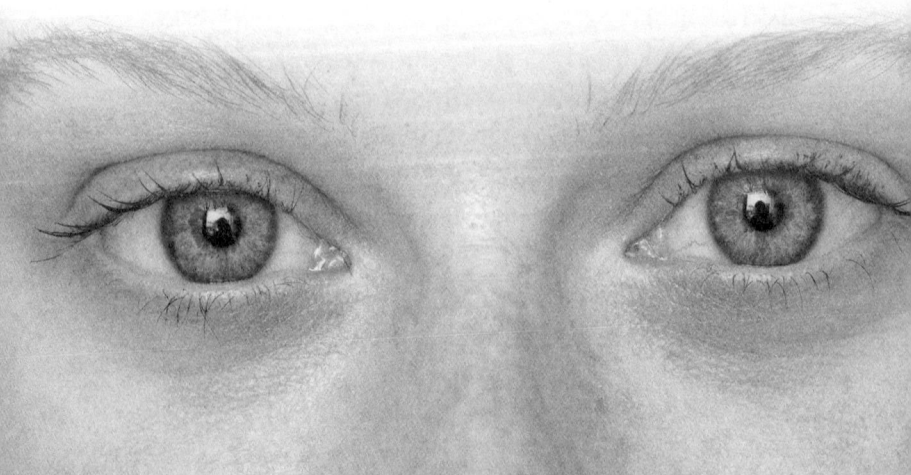

lende Augen mit dichten Wimpern werden dem Kapha-Dosha zugeordnet. Ein Übermaß dieses Doshas kann zu schweren, hängenden Lidern und Linsentrübungen führen.

Nageldiagnose

Auch deine Fingernägel, ihre Oberfläche, ihre Form und ihre Farbe sind charakteristisch für deine Dosha-Konstitution. Deine Nägel sind kräftig und glänzend? Das spricht für Kapha. Weiche, aber dennoch starke, zartrosafarbene Fingernägel werden Pitta zugeschrieben. Sind die Nägel trocken, stumpf und brechen leicht ab, weist das auf Vata hin.

In eine exakte Dosha-Analyse fließen wie gesagt immer viele verschiedene Aspekte ein, Grundlage ist die Pulsdiagnose. Brüchige oder rissige Nägel, Verfärbungen, Längs- und Querrillen lassen Rückschlüsse auf ein Defizit an Mineralstoffen oder andere Mangelerscheinungen sowie auf Verschlackungen und Toxinbelastungen zu. Jeder Finger und Nagel werden einem Organ zugeordnet. Der Daumen korrespondiert mit dem Gehirn, der Zeigefinger mit der Lunge, der Mittelfinger mit dem Dünndarm, der Ringfinger mit den Nieren und der kleine Finger mit dem Herz.

Ausscheidungsprodukte – die Malas

Mit unseren Ausscheidungs- und Stoffwechselprodukten – also Schweiß, Urin und Stuhl – wollen wir meist nicht wirklich viel zu tun haben. Dabei geben sie uns wichtige Hinweise auf mögliche gesundheitliche Dysbalancen. Grundsätzlich sollte ein natürliches Gleichgewicht zwischen den Nährstoffen, die wir zu uns nehmen, und unseren Ausscheidungsprodukten bestehen.

Das Schwitzen ist ein wichtiger Teil des Reinigungsprozesses. Schwitzen wir, etwa in der Nacht, sehr viel und wachen völlig durchnässt auf, kann das mit Problemen der Atmungsorgane, insbesondere der Lunge, zusammenhängen. Bei Menschen, die übermäßig schwitzen, ist in der Regel zudem die Pitta-Energie erhöht.

> MALAS SIND ALL DIE STOFFWECHSELPRODUKTE, DIE DER KÖRPER AUSSCHEIDET.

FARBE, GERUCH, KONSISTENZ UND HÄUFIGKEIT

Auch bei Urin und Stuhl solltest du auf Farbe, Geruch, Konsistenz und Häufigkeit achten. Ayurveda geht davon aus, dass ein- bis zweimal täglicher Stuhlgang optimal sind. Die Darmentleerung sollte problemlos und schmerzfrei vonstattengehen. Der Stuhl sollte nahezu geruchlos und nicht schmierig oder klebrig sein. Letzteres deutet genauso wie intensiver Geruch und Schleim auf eine Ama-Belastung hin. Verstopfung und Blähungen sind ein Zeichen für zu viel Vata-Energie. Durchfall und mehrere Stuhlgänge am Tag hängen oft mit einer Pitta-Störung zusammen.

Der Urin eines gesunden Menschen ist hell und klar. Die Menge und Häufigkeit entspricht der Trinkmenge. Alle Verfärbungen – weißlich-trüb (Kapha), gelb bis rot (Pitta), dunkel (Vata) –, Geruch, gehäufter oder schwacher Harndrang sowie Schmerzen und Probleme beim Wasserlassen können Hinweise auf eine Ama-Belastung des Körpers sein.

DAS IST FÜR DEINE EVERY-DAY-AYURVEDA-WOCHE BESONDERS WICHTIG

- Jeder Mensch ist einzigartig! Im Ayurveda ist das bei Diagnose und Therapie der wichtigste Grundsatz.

- Du bist auch Teil deiner Umwelt. Das heißt, auch deine Beziehungen zu anderen Menschen, das Wetter, die Jahreszeit, deine Arbeit, Bücher, Musik und Filme, die du konsumierst – alle äußeren Einflüsse spielen für deine Gesundheit eine zentrale Rolle.

- Wenn du dich aufmerksam betrachtest – deine Augen, deine Zunge, deine Nägel –, kannst du selbst Störungen frühzeitig erkennen und gegensteuern.

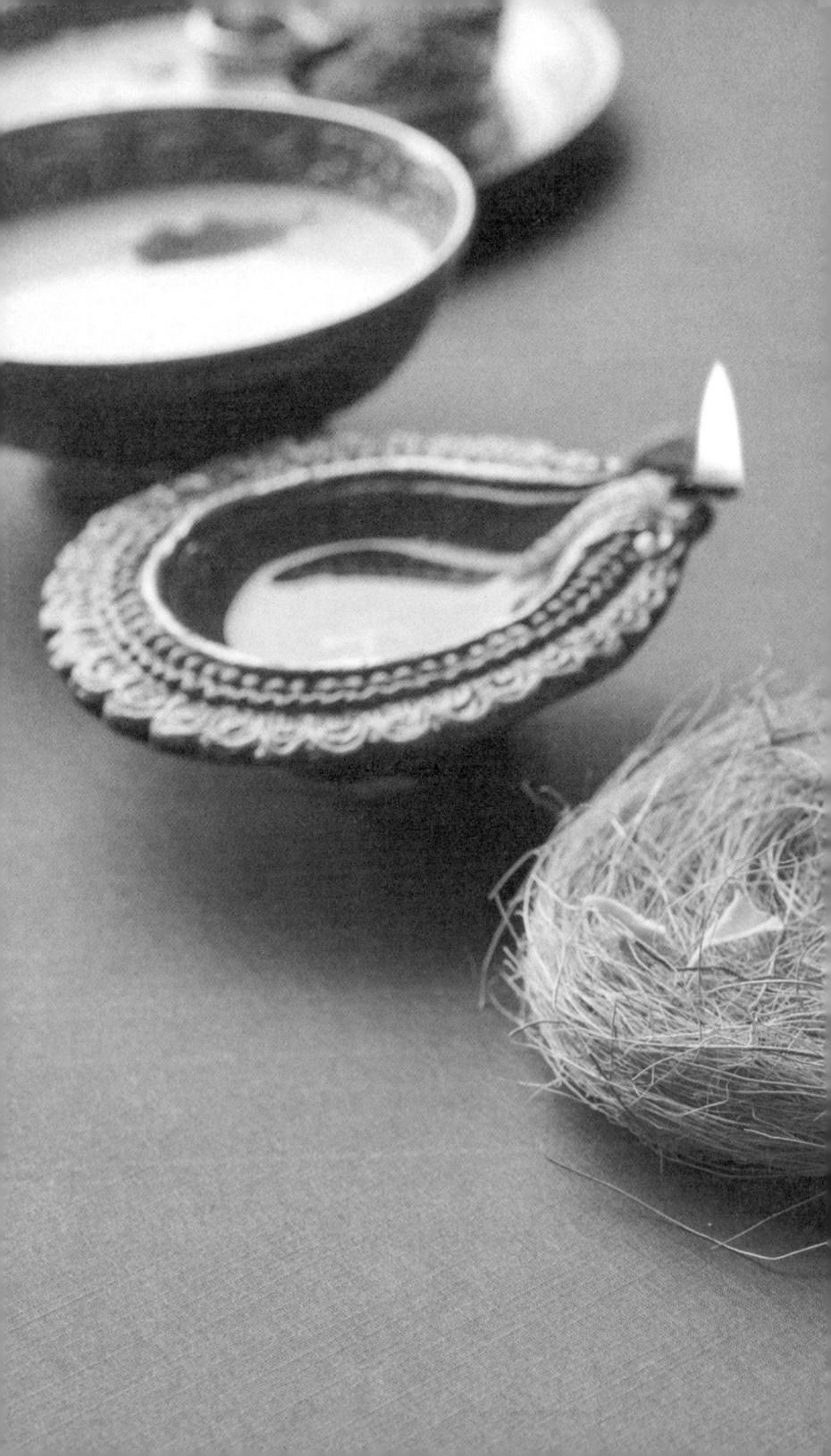

2
PRAXISTEIL
SO GESTALTEST DU MIT EVERY DAY AYURVEDA DEINE WOCHE

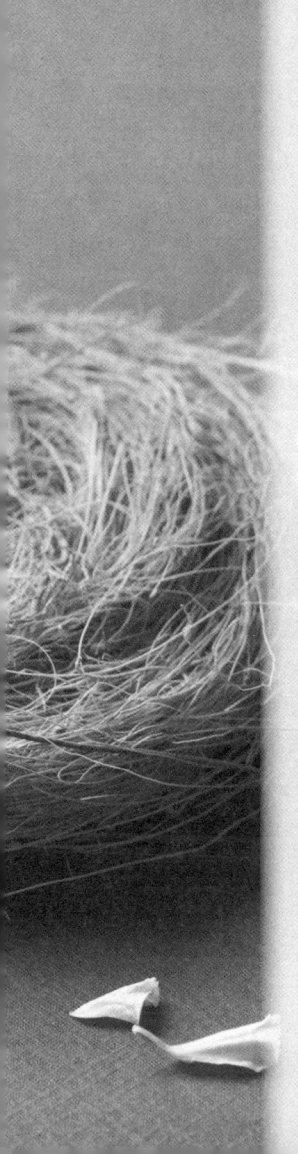

DEIN PERSÖNLICHER DOSHA-SELBSTTEST

Wer und wie bin ich?

Du findest auf den folgenden Seiten einen kurzen Dosha-Test, der dir einen ersten Hinweis auf deine individuelle Konstitution geben kann. Ich lade dich dazu ein, dir ein paar Minuten Zeit zu nehmen und diesen in Ruhe auszufüllen. Denke aber nicht zu lange über die Antworten nach, sondern sei möglichst spontan und lasse dein intuitives Wissen sprechen.

In der Regel wirst du dich mit einem der Doshas am meisten identifizieren können und kannst davon ausgehen, dass du derzeit von dieser Lebensenergie dominiert wirst. Je nachdem, wie viele Übereinstimmungen du mit den anderen Doshas hast, ist die Dominanz unterschiedlich stark ausgeprägt. Am häufigsten sind Mischtypen. Wenn du beispielsweise am meisten Übereinstimmung mit Vata feststellst, einige Pitta- und wenig Kapha-Antworten zu dir passen, deutet das auf einen Vata-Pitta-Typ hin. Das dominierende Dosha wird als Erstes genannt. Seltener ist eine regelmäßige Verteilung auf ein, zwei oder sogar alle drei Doshas. Mir ist eines noch sehr wichtig: Bei den Doshas geht es niemals um Wertung. Jeder der Lebensenergien werden spezifische Eigenschaften zugeschrieben, alle drei haben ihre Stärken und ihre Schwachstellen, also Herausforderungen, die sie besonders leicht aus dem Gleichgewicht bringen. Für unsere Gesundheit, unser Glück und auch für unsere Gesellschaft und im globalen Sinne für das Wohlergehen der Welt brauchen wir alle drei Qualitäten: Vata, Pitta und Kapha. Sie ergänzen und vervollkommnen sich gegenseitig.

Wenn du tiefer in das Thema einsteigen willst, empfehle ich dir, eine Pulsdiagnose bei einem erfahrenen Ayurveda-Therapeuten durchführen zu lassen. Das System der Lebensenergien ist ein faszinierendes, hochkomplexes Thema, dem man mit einem kurzen Abriss kaum gerecht werden kann. Mit dem Ergebnis deines Tests, den allgemeinen Tipps für die Dosha-Konstitutionen und den Every-Day-Ayurveda-Übungen für jeden Wochentag kannst du jedoch gut arbeiten und schon viel tun, um gesund zu bleiben oder dich wieder fitter, leistungsfähiger und glücklicher zu fühlen.

Kreuze an, was zutrifft, und addiere anschließend die Übereinstimmungen bei Vata, Pitta, Kapha.

VATA

- Ich habe einen leichten, dünnen, flexiblen Körperbau, schmale Schultern.
- Meine Haut ist eher dünn und trocken und neigt zu Fältchen.
- Ich habe dünnes, trockenes Haar.
- Ich bin wenig belastungs- und widerstandsfähig.

- Ich habe oft Infekte, bin generell anfällig.
- Ich habe dauernd kalte Hände und Füße.
- Ich neige dazu, das Essen zu vergessen oder nebenher zu essen.
- Wenn ich Mahlzeiten auslasse, fühle ich mich energielos und schlapp.
- Ich neige zu Durchfall und Verstopfung.
- Ich mag Süßigkeiten.
- Ich nehme kaum zu, selbst wenn ich viel esse.
- Ich mag warme Getränke.
- Ich schlafe schlecht, oft unterbrochen von Träumen und zu kurz.
- Ich neige zu Stimmungsschwankungen und bin sprunghaft.
- Ich bin ein emotionaler Mensch.
- Ich habe viele Ideen, setze sie aber selten um.
- Ich kann mich oft nicht entscheiden.
- Ich pflege intensive, aber unbeständige Beziehungen.
- Ich bin leidenschaftlich, lebhaft und begeisterungsfähig.
- Ich kann mich gut anpassen, bin sehr flexibel.
- Neues kann ich sehr schnell aufnehmen, vergesse es aber auch schnell.
- Ich fühle mich schnell gestresst und überfordert und ängstlich.
- Ich spreche oft, bevor ich denke.
- Ich kommuniziere schnell, gelte als gesprächig.
- Ich komme selten zur Ruhe.
- Ich bewege mich schnell.
- Ich liebe die Wärme, gehe gerne in die Sauna.
- Kalten Wind und kaltes Wasser mag ich gar nicht.

Übereinstimmungen Vata

PITTA

- Ich habe einen mittelschweren, athletischen Körperbau und durchschnittlich breite Schultern.
- Meine Haut ist warm, empfindlich und neigt zu Rötungen.
- Mein Haare sind eher dünn und seidig, oft (rot)blond, frühzeitig ergraut.
- Ich habe empfindliche, oft gereizte Augen und/oder eine Sehschwäche.
- Ich kann normalerweise gut schlafen und wache entspannt auf.
- Ich habe einen guten Appetit.
- Ohne regelmäßige Mahlzeiten werde ich gereizt.
- Ich habe eine regelmäßige Verdauung.
- Bei Verdauungsproblemen tendiere ich zu Durchfall.
- Ich neige zu Fieber und Entzündungen.
- Ich schwitze schnell und viel.
- Mir ist es schnell zu warm.
- Heißes Wetter und die pralle Sonne tun mir nicht gut.
- Ich mag kalte Speisen und Getränke, Heißes und scharf Gewürztes vertrage ich nicht so gut.
- Ich bin sehr willensstark.
- Ich habe wenige, aber beständige Beziehungen.
- Ich weiß genau, was ich will, und setze das auch durch.
- Ich bin sehr ehrgeizig.
- Ich bin ein Perfektionist und setze auch hohe Ansprüche an andere.
- Ich neige zur Selbstkritik und Kritik gegenüber anderen.
- Ich habe einen scharfen Verstand, kann gut analysieren.
- Ich bin ordentlich, genau, kann sehr gut organisieren.

- ☐ Ich kann sehr stur und bestimmend sein.
- ☐ Ich kann mich gut konzentrieren und habe ein gutes Gedächtnis.
- ☐ Ich bin impulsiv und schnell verärgert.
- ☐ Ich bin kein geduldiger Mensch.
- ☐ Ich brauche und liebe Sport.
- ☐ Ich bewege mich athletisch und zielgerichtet.

  Übereinstimmungen Pitta

KAPHA

- ☐ Ich habe einen eher schweren, kräftigen Körperbau, breite Schultern.
- ☐ Meine Haut ist weich, prall und neigt zu einem öligen Film.
- ☐ Meine Haare sind dicht, fest und schnell fettig.
- ☐ Ich bin kräftig, belastungsfähig, habe eine gute Widerstandskraft.
- ☐ Eine Erkältung geht bei mir oft mit Verschleimung der oberen Atemwege einher.
- ☐ Ich liebe es zu essen und mag scharf gewürzte Speisen.
- ☐ Ich kann auch gut auf eine Mahlzeit verzichten.
- ☐ Ich nehme schneller zu als andere.
- ☐ Ich neige zum Übergewicht.
- ☐ Bei Verdauungsproblemen neige ich zur Verstopfung.
- ☐ Ich bevorzuge kalte Getränke.
- ☐ Ich brauche viel Schlaf und habe in der Regel keine Schlafstörungen.
- ☐ Manchmal schlafe ich zu lange, komme schwer in die Gänge.

- ☐ Ich bin ein ruhiger, ausgeglichener, optimistischer Mensch.
- ☐ Ich pflege stabile und langfristige Beziehungen.
- ☐ Ich nehme neue Inhalte eher langsam auf, habe aber ein ausgezeichnetes Gedächtnis.
- ☐ Ich bin sehr ausdauernd und gewissenhaft.
- ☐ Ich überlege lange und stehe dann zu meinen Entscheidungen.
- ☐ Ich bin ein Gewohnheitsmensch.
- ☐ Überraschendes und Neues kann mich aus dem Konzept bringen.
- ☐ Ich neige zu Lethargie und einem gewissen Phlegma.
- ☐ Ich kann gut mit Stress umgehen.
- ☐ Ich reagiere besonnen und überlege, bevor ich spreche.
- ☐ Ich spreche langsam und deutlich.
- ☐ Ich kann mich gut entspannen.
- ☐ Ich bewege mich eher langsam und ruhig.
- ☐ Ich kann mich nur schwer zum Sport aufraffen.
- ☐ Kaltes, feuchtes Wetter mag ich nicht.

☐ Übereinstimmungen Kapha

DEIN DOSHA-TYP:

DIE WICHTIGSTEN TIPPS FÜR DEIN DOSHA

Vata, Pitta oder Kapha?

Grundsätzlich solltest du den Neigungen und Eigenschaften deines Dosha-Typs ruhig nachgeben. Du bist einzigartig und hast wunderbare Talente, die du kennen und nutzen solltest. Wenn du als Vata-Typ etwa einem Nine-to-five-Job mit immer den gleichen Aufgaben nachgehst und nicht genug Abwechslung und Inspiration in deinen Alltag bringst, wird dich das unzufrieden machen. Umgekehrt wirst du als Mensch mit Kapha-Dominanz, der jeden Tag mit neuen, nicht zu planenden Herausforderungen konfrontiert wird, in ein körperliches, geistiges und seelisches Ungleichgewicht geraten. Gehe achtsam mit dem um, was dir mitgegeben wurde!
Die Tipps für dein Dosha, die du auf den folgenden Seiten findest, sollen verhindern, dass dein dominierendes Dosha ein zu großes Übergewicht erhält und du so spezifische Beschwerden entwickelst. Denn jede Lebensenergie hat ihre Schwachstelle:

Beim Vata-Überschuss kann der Ideenreichtum in eine belastende Übererregbarkeit umschlagen, die Gelassenheit und Ruhe des Kapha-Dosha kann sich bei einem Übermaß zu einem Phlegma steigern, zu viel Pitta macht aus dem klugen Analysten einen cholerischen Pedanten.

Tipps für den Vata-Typ

Wenn bei dir die Vata-Energie dominiert, dann bist du vermutlich sehr viel in Bewegung. Dieses hohe Maß an Aktivität gilt nicht nur für deinen Körper, sondern auch für deinen Geist, durch den wahrscheinlich viele Gedanken jagen. Schließlich steht die Vata-Energie für Bewegung und Fluss.

STILLSTAND IST NICHTS FÜR VATA-TYPEN.

Vata-Typen sind unglaublich kreativ und schnell in ihrer Auffassungsgabe und können sehr rasch Kontakte knüpfen. Sie sind häufig in kreativen Berufen zu finden, etwa in den Medien oder in Marketingagenturen, wo es oft sehr hektisch zugeht. Bei aller Umtriebigkeit vergessen sie gern mal das Essen und Schlafen.

STABILITÄT, ERDUNG, REDUZIERUNG

Menschen mit Vata-Konstitution sind durch die Erhöhung der Vata-Energie bei Stress besonders gefährdet. Sie geraten immer mehr in die Bewegung, was dazu führen kann, dass es ihnen sprichwörtlich den Boden unter den Füßen wegzieht.

Als Vata-Typ solltest du mit deiner Energie gut haushalten, schon kleine Unregelmäßigkeiten in deinem Leben können dein Dosha überreizen. Stabilität, Erdung und Reduzierung sind für dich sehr wichtig.

Wenn das Vata erhöht ist, zeigt sich das in einer Reihe von Symptomen: Zum Beispiel wird die Gestik oft fahrig, die Hände können zittern, der ganze Körper ist unruhig, oft zeigt sich das in einem »Tick«, etwa dem typischen dauerwippenden Fuß. Häufig ist die Atmung schnell und flach, Verdauung und Schlaf sind gestört, Kopf- und Nackenschmerzen treten auf. Auf geistiger und seelischer Ebene zeigen sich Vata-Überreizungen darin, dass man nicht mehr zur Ruhe kommt und Stimmungen übertreibt, zum Beispiel überhöhter Enthusiasmus. Es fehlt dann an Erdung.

Als Vata-Typ solltest du:
- besonders auf regelmäßige Essens- und Schlafenszeiten achten.
- vor dem Zubettgehen möglichst wenig äußere Reize wie Fernsehen oder Handykonsum an dich heranlassen.
- vorzugsweise warme Mahlzeiten und Getränke genießen, die leicht verdaulich sind.
- stabile Freundschaften pflegen.
- generell zu viele äußere Reize vermeiden, also zum Beispiel öfters mal das Smartphone auslassen.
- deine Hände und Füße öfter mit einer Massage mit warmem Öl, z. B. Sesamöl, verwöhnen.
- dich insgesamt warm halten.
- dir Oasen der Ruhe und Entspannung suchen, um zu dir zu finden.
- dir Yoga, Meditation und Naturerfahrungen gönnen, sie sind für dich besonders heilsam.
- Affirmationen (also Heilsätze) wie »Ich habe Vertrauen« im Geiste immer wieder wiederholen, bis sie in deine Gedankenwelt übergegangen sind.
- die Farbe Grün bevorzugen, sie wirkt ausgleichend und harmonisierend auf das Vata-Dosha.

Tipps für den Pitta-Typ

Pitta-Typen sind das, was man unter »Machern« versteht. Sie haben viel Energie und eine charismatische Ausstrahlung. Die Pitta-Energie steht für das Element Feuer, die Wärmeregulierung, den Energieumsatz und regelt den Stoffwechsel und den Säure-Basen-Haushalt.

Pitta-Typen haben daher oft einen großen Appetit und brauchen ihre Mahlzeiten. Sie haben oft eine starke »innere Hitze« und meiden intuitiv eher die Wärme, denn diese erhöht ihr Dosha noch.

Da Stress auch die Pitta-Energie erhöht, ist dieser Typus ebenfalls besonders anfällig für alle möglichen Stresserkrankungen. Dieser Typ mit seinen starken Leistungs- und Wettbewerbsgedanken neigt zudem zum Perfektionismus und dazu, sich selbst dabei regelmäßig zu überfordern.

DIE ENERGIE RICHTIG KANALISIEREN

Für den Pitta-Typ ist es sehr wichtig, dass er die ihm zur Verfügung stehende Energie richtig zu kanalisieren weiß und nicht unterfordert ist. Er will sich messen, begeistern und etwas bewirken.

Symptome für erhöhtes Pitta sind zum Beispiel starkes Schwitzen, bohrender Hunger, dauernder Durst, Entzündungen, Hautreizungen, Haarausfall, Aggression und ein erhöhter Stoffwechsel. Wenn Pitta-Typen ihre Energie nicht in die richtigen Bahnen lenken und sie daher zu stark wird, neigen sie zudem zu Wut und Jähzorn.

Wenn du ein Pitta-Typ bist, solltest du:
- dich regelmäßig auspowern, indem du eine Sportart betreibst, die dir richtig Spaß macht.

- deine (Leistungs-)Grenzen achten und dir nicht zu viel zumuten. Besonders empfehlenswert sind Wettbewerbe, bei denen du dich mit anderen messen kannst. Denn du brauchst Herausforderung und Anerkennung.
- Entspannungsmethoden lernen, um immer wieder mal runterzukommen und zu spüren, wann deine Batterien leer sind und Aufladung brauchen.
- regelmäßige Mahlzeiten zu dir nehmen.
- zu viel säurebildende Lebensmittel wie Fleisch, Scharfes und Alkohol meiden.
- kühlende (aber nicht kalte, das erzeugt die Gegenreaktion) Speisen und Getränke wählen. Innerlich kühlen zum Beispiel Kokosmilch, Granatäpfel und Fenchelsamen.
- zu viel Hitze (zum Beispiel in der Sauna) vermeiden.
- dir ab und an eine Massage mit kühlenden Ölen wie Kokosöl gönnen.
- dich fordernde geistige Tätigkeiten suchen, um deinen hervorragenden Intellekt auszulasten.
- die Farbe Blau bevorzugen; sie wirkt kühlend und damit Pitta-ausgleichend.

Tipps für den Kapha-Typ

Diese Menschen sind meist sehr beliebt für ihre Ruhe, ihre Großzügigkeit, ihre Sanftmut und ihre Freundlichkeit. Auch ihre Lebensfreude und ihr großes ästhetisches Empfinden machen sie zu angenehmen Zeitgenossen. Durch ihre Besonnenheit, ihre sehr gute Stress-Resilienz, ihre methodische und gründliche Arbeitsweise verlieren sie im Job nie den Überblick und sind oft in höheren Positionen zu finden. Die Kapha-Energie steht für das Prinzip des Zusammenhalts und des Wachstums.

MAß HALTEN

Der Kapha-Typ ist allen Sinnen gegenüber sehr aufgeschlossen – für ihn ist es wichtig, auf allen Ebenen in Bewegung zu bleiben und Maß halten zu lernen, sonst kann seine Gelassenheit bei einem Überfluss an Kapha in Trägheit umschlagen. Der sinnliche Genuss und die Stoffwechselträgheit können zu Übergewicht führen. Die typische Langsamkeit kann zu geistiger Erstarrung und Unbeweglichkeit werden. Eine Kapha-Überdominanz zeigt sich zudem in der Neigung zu fettigem Haar und fettiger Gesichtshaut, verschleimten Nebenhöhlen, Wasseransammlungen und allgemeiner Schlappheit. Geist und Seele werden unfähig, sich von Altem zu lösen, Schwermut kann die Folge sein.

Wenn du ein Kapha-Typ bist, solltest du:
- höchstens acht Stunden schlafen und früh aufstehen. Ideal wäre vor 6 Uhr, da dann noch Vata-Zeit ist.
- besonders darauf achten, dass du gut kaust, langsam und möglichst nur bis kurz vor der Sättigung isst.
- keine Zwischenmahlzeiten zu dir nehmen.
- scharfe, bittere und herbe Mahlzeiten bevorzugen, denn sie kurbeln den Stoffwechsel an.
- Gewürze verwenden, die Kapha reduzieren, zum Beispiel Ingwer, Chili, Pfeffer, Senfkörner oder Kurkuma.
- dich jeden Tag so viel wie möglich bewegen und Sport treiben.
- über den Tag verteilt Ingwerwasser trinken, das löst Ama.
- in deinen Alltag immer mal wieder Neues einbauen, um geistig rege zu bleiben.
- dich abends öfters mit Freunden verabreden und auf eine abwechslungsreiche Freizeitgestaltung achten.
- die Farben Rot, Gelb oder Schwarz bevorzugen; sie wirken aktivierend und reduzieren damit Kapha.

Die Heilkraft der Farben nutzen

Im Kapitel »Zentrale Elemente des Ayurveda« (→ Seite 37 ff.) hast du bereits einiges über die Chakren, die Energiezentren unseres Körpers und die Farben, die ihnen zugeordnet werden, erfahren.

Du kannst die Heilkraft der Farben nutzen, um deine Dosha-Energie zu aktivieren oder auszugleichen. Vielleicht möchtest du Kleider in diesen Farben tragen, in deiner Wohnung Farbakzente setzen oder einen Heilstein in dieser Farbe wählen. Lasse deine Intuition sprechen. Sie wird dir sagen, was dir aktuell guttut, vertraue ihr:

- *Rot* wirkt aktivierend, das kann jeder an sich selbst beobachten. Bei Müdigkeit und allgemeiner Schlappheit wird dir Rot also einen Energiekick geben. Im Bereich der Chakra-Arbeit steht es zudem für unser Ur- und Selbstvertrauen, für Erdung und Verwurzelung. Wenn du zu Unsicherheit, existenziellen Ängsten und einem Gefühl der Heimatlosigkeit neigst, umgib dich mit dieser Farbe.

- *Orange* steht für Lebensfreude, Weiblichkeit, Wärme, Geselligkeit und Anregung. Nieren- und Harnwegsprobleme, Menstruationsbeschwerden sowie die Unfähigkeit zum Genießen, emotionaler Schmerz und Verlustängste sind Symptome und Farben des zweiten Chakras.

- Willenskraft, Individualität, Entschlossenheit und Selbstverwirklichung werden im Ayurveda der Farbe *Gelb* zugeordnet. Typische Symptome des Nabelchakras sind Magen-Darm- sowie Leber- und Gallenprobleme. Wenn du zu Konkurrenz-

und Leistungsdenken, Kontrollsucht und einer gewissen Opferhaltung neigst, umgib dich mit Gelb.

- Erkrankungen des Herz-Kreislauf-Systems, Atemwegserkrankungen, eine Abwehrschwäche sowie fehlende Selbstliebe, die Unfähigkeit, Liebe anzunehmen und zu geben, lassen darauf schließen, dass dein Herzchakra besondere Beachtung braucht. Seine Farbe ist *Grün*. Die Natur bietet die Grüntöne in allen Nuancen und führt auch deshalb auf allen Ebenen zu Heilung und Transformation.

- Klare, authentische Kommunikation, Kreativität und der Mut zur eigenen Meinung werden durch die Farbe des Halschakras, einem *hellen Blau*, repräsentiert. Wenn du dir schwertust, dich auszudrücken, oft unter Halsschmerzen, Nacken- und Schulterverspannungen leidest, bring mehr helles Blau in dein Leben.

- Indigofarbenes *dunkles Blau* steht für innere Klarheit, Selbsterkenntnis, Intuition und Fantasie. Blockierungen des Stirnchakras zeigen sich auf körperlicher Ebene zum Beispiel in Kopfschmerzen, Augen- und Ohrenproblemen und Nervenerkrankungen.

- *Violett* ist die Farbe des Einsseins, des Bewusstseins einer göttlichen Liebe und eines tiefen inneren Friedens. Bei Schlaf- und Orientierungsstörungen, Verwirrung, Vergesslichkeit sowie Einsamkeit, dem Gefühl des Abgetrenntseins von der Welt sowie fehlender Sinnhaftigkeit tut dir die Farbe des Kronenchakras gut.

Das Lebensrad – bring dein Leben in Balance

Wie du bereits weißt, ist die für dich richtige Balance ein ayurvedischer Schlüssel zu einem erfüllten, glücklichen und gesunden Leben. Dazu gehört auch, dass du deine dir wichtigen Lebensbereiche kennst und ihnen die Energie schenkst, die für dich stimmig ist.

Wenn Familie etwa für dich ein ganz zentraler Wert ist und du über Jahre so viel Zeit und Kraft in deinen Job steckst, dass Partnerschaft, Kinder oder deine Eltern in deinem Leben viel zu kurz kommen, wird dich das irgendwann in ein Ungleichgewicht von Körper, Geist und Seele führen. Das kann mit unterschiedlichsten diffusen Beschwerden einhergehen.

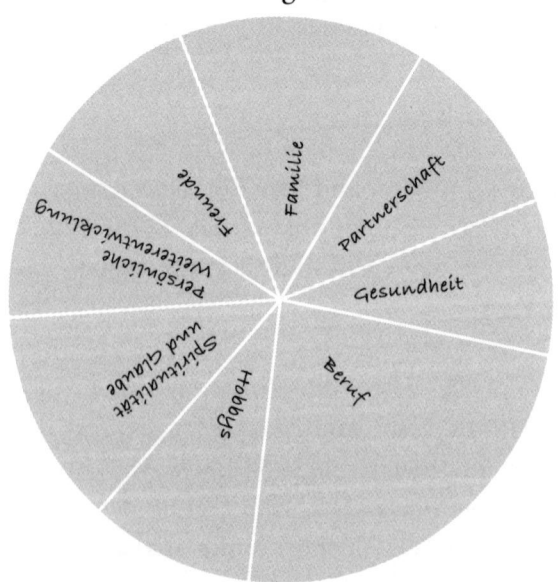

Ein beispielhaftes Lebensrad für die aktuelle Situation ... Vielleicht wäre mehr Zeit für Hobbys schön?

DAS LEBENSRAD

Ich lade dich deshalb an dieser Stelle ein, eine sehr effektive Übung durchzuführen. Male dazu dein Lebensrad: einmal so, wie es aktuell ist, und dann so, wie du es dir wünschst. Nimm dir etwa eine Stunde Zeit. Du brauchst dazu drei DIN-A4-Blätter, einen Kugelschreiber und Stifte in unterschiedlichen Farben.

- Schreibe auf den ersten Zettel die Frage: »Wie zufrieden bin ich in meinen unterschiedlichen Lebensbereichen?«
- Liste dann auf der linken Seite untereinander alle Bereiche auf, die dir wichtig sind. Zum Beispiel: Familie, Partnerschaft, soziales Umfeld, Freunde, Beruf, Gesundheit, Freizeit, Hobbys, persönliche Weiterentwicklung, Spiritualität und Glaube …
- Wenn du fertig bist, vergib auf der rechten Seite eine Wertung für jeden Lebensbereich von 1 bis 5. 1 steht für völlig unzufrieden, 5 für völlig zufrieden.
- Nimm nun ein weiteres Blatt Papier und schreibe darüber: »Mein Lebensrad – so, wie es aktuell ist.«
Male einen großen Kreis darunter, das Rad. In dieses Rad malst du nun Speichen für jeden von dir definierten Lebensbereich. Je nachdem, wie viel Zeit und Energie du diesem Bereich widmest, ist er größer oder kleiner. Danach malst du jede Speiche in der Farbe aus, die dir für diesen Bereich als Erstes einfällt. Lasse dein fertiges Lebensrad auf dich wirken. Schau es dir genau an. Wie fühlst du dich dabei?
- Nimm schließlich das letzte Blatt Papier und gib ihm die Überschrift: »Mein Lebensrad – so, wie ich es mir wünsche.« Gehe dann genauso vor wie oben beschrieben. Nur werden diesmal die Größe und auch die Farbe der Speichen von der Frage geleitet: »Wenn ich könnte, wie ich wollte – wie soll mein Leben dann aussehen?«
- Lasse auch dieses Wunsch-Lebensrad anschließend auf dich wirken.

Solche Visualisierungsübungen sind ein machtvolles Instrument für unsere innere Klarheit. Hänge beide Bilder nebeneinander an einer Stelle auf, die dir stimmig scheint. Überlege dir genau, was du tun kannst, um ein mögliches Ungleichgewicht zu ändern. Führe die gleiche Übung in einigen Monaten noch einmal durch und schau nach, was sich verändert hat.

Ziele definieren

Generell gilt: Wenn wir in unserem Leben etwas ändern wollen, sollten wir zunächst genau definieren, wie es aktuell ist und wo es eigentlich hingehen soll. Wenn wir das nicht tun, dann wirft uns der Strom des Lebens mal ans eine Ufer, dann ans andere, und dann schwimmen wir wieder in der Mitte – ohne überhaupt genau zu wissen, wie es uns eigentlich geht und wo uns der Strom hinträgt.

Zunächst lade ich dich zu einer sehr einfachen und effektiven Übung ein.
Nimm ein altes Maßband und schneide es an der Stelle ab, bei der aktuell die statistische Lebenserwartung für dein Geschlecht steht. Dann schneidest du von diesem, deinem Lebensband die Jahre ab, die bereits hinter dir liegen.

ACHTE AUF DIE LEBENSZEIT!

Das Stück, das übrig bleibt, ist gar nicht mehr so lang? Das mag dich vielleicht zunächst am Anfang etwas schockieren. Allerdings ist es ein heilsamer Schock. Ich will dich dazu einladen und motivieren, deine Jahre mit dem zu füllen, was dich gesund und glücklich macht. Manchmal vergessen wir, dass das Leben auf dieser Welt endlich ist. Zum Glück liegt es jederzeit

ZIELE DEFINIEREN

in deiner Macht, dein Leben neu auszurichten und deine Träume zu leben. Dafür solltest du wissen, was du willst und was du dafür tun musst. Ich habe dir hierfür einige Fragen zusammengestellt. Notiere dir die Antworten am besten in deinem Gedanken-Tagebuch (→ Seite 102 f.), das dich in deiner Every-Day-Ayurveda-Woche begleitet:

- Was genau ist für dich der ideale Gesundheitszustand auf körperlicher, geistiger und seelischer Ebene?
- Wann hast du dich zuletzt so gefühlt?
- Wie fühlt es sich genau an? Wie siehst du dann aus?
- In welche Etappen lässt sich dein Ziel unterteilen?
- Was kannst du wann dafür tun, um diese Etappenziele zu erreichen?
- Was benötigst du genau, um dein Ziel zu erreichen?

WIE DU DIE EVERY-DAY-AYURVEDA-METHODEN AM BESTEN FÜR DICH NUTZT

Gedanken-Tagebuch

Besorge dir ein schönes Notizbuch, in dem du sowohl dich belastende als auch schöne Ereignisse des Tages, dir besonders wichtige Impulse aus diesem Buch, Heilmantras, deine Gefühle und Gedanken notierst. In deinem Gedanken-Tagebuch kannst du zudem die Antworten auf deine täglichen Inspirationsfragen aus dem Praxisteil, deine Tagesziele und Ähnliches festhalten.

Platziere das Buch am besten neben deinem Bett und mache es dir zur Gewohnheit, morgens und abends alles, was dich bewegt, aufzuschreiben. Du wirst mit der Zeit feststellen, dass du durch diese mentale Reinigungsübung besser schläfst und dich morgens vermehrt an deine Träume erinnerst. So kommst du in besseren Kontakt mit deinem Unterbewusstsein, einem Quell deiner Kraft und Energie. Das Schreiben fördert zudem deine innere Klarheit und deine Achtsamkeit.

Meditation

Wähle für die Meditations-, Visualisierungs- und Yogaübungen deiner Every-Day-Ayurveda-Woche einige Minuten am Morgen oder am Abend, in denen du völlig ungestört bist.
Vielleicht kannst du dir zu Hause ein »Für-mich«-Eck einrichten. Kerzen, Räucherwerk, Blumen – mache es dir richtig schön und gemütlich. Trage bequeme Kleidung und warme Socken, sodass du nicht an den Füßen frierst. Du kannst die Meditationen und Visualisierungen auf dem Rücken liegend oder im Sitzen durchführen.
Wenn du liegst, deckst du dich am besten zu und dein Kopf ruht auf einem Kissen. Die Beine liegen etwa hüftbreit auseinander, die Zehen kippen nach außen. Die Arme befinden sich locker neben dem Körper, die Handflächen zeigen nach oben. Wenn du sitzt – zum Beispiel im Schneidersitz auf einem Kissen am Boden oder auf einem Stuhl –, achte bitte darauf, dass dein Rücken gerade ist und deine Schultern entspannt sind. Du kannst die Arme hängen lassen oder die Hände auf den Oberschenkeln ablegen. Die Handflächen zeigen dann nach oben.
Bei der Meditation atmest du immer durch die Nase ein und auch durch die Nase aus. Für den Anfang ist es sehr hilfreich, wenn du dir für die Meditation einen Anker wählst, zu dem du immer wieder gedanklich zurückkehrst, wenn du abschweifst. Dies kann der Atem, ein Mantra oder eine Farbe sein.

Yoga

Für die leichten Yogaübungen, die du kennenlernst, brauchst du eine Yoga- oder Gymnastikmatte. Du solltest auch hier lockere, bequeme Kleidung tragen. Während der Übungen atmest du durch die Nase ein und aus. Versuche, während der Asanas (das sind die einzelnen Übungen) im Moment zu bleiben, auf die Reaktion deines Körpers zu achten, und lasse dir immer Zeit, einige Momente nachzuspüren.

Mantras und Affirmationen

Mantras und Affirmationen sind kurze, klar und positiv formulierte Heilsätze oder Klänge. Sie sind ein machtvolles Instrument der Autosuggestion. Durch positive Kraft und Heilimpulse wird dein Unterbewusstsein mit der Zeit umprogrammiert.

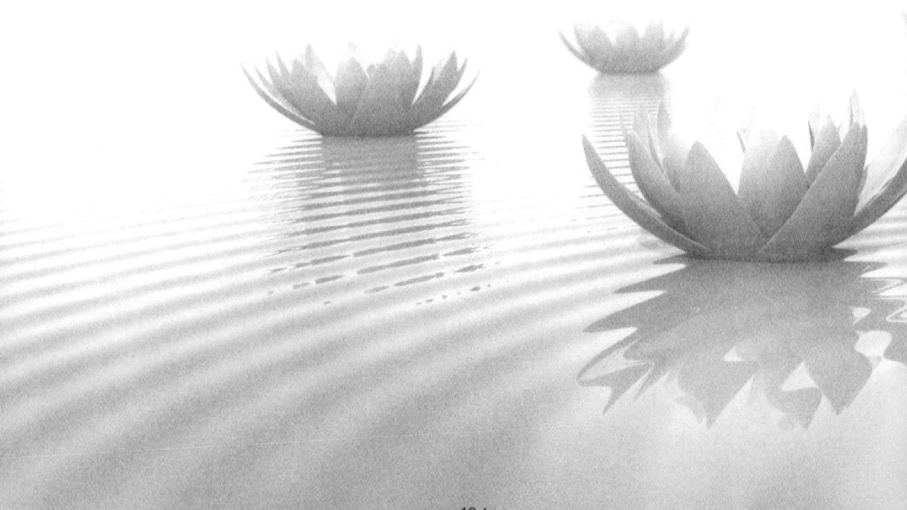

Sprich die Heilimpulse, die du im Praxisteil kennenlernst, langsam und deutlich dreimal laut aus. Wiederhole sie dann im Tagesverlauf immer wieder innerlich. Nimm achtsam wahr, wie du dich dabei fühlst. Du kannst dir die Sätze auch auf Zettel schreiben und sie in deinem Büro oder Zuhause aufhängen, um dich immer wieder daran zu erinnern.

Lebensmittel

Im Praxisteil lernst du einige Rezepte kennen. Achte darauf, dass du möglichst frische Lebensmittel aus biologischem Anbau wählst. Die Gewürze und Kräuter findest du in gut sortierten Drogeriemärkten, Reformhäusern und Bio-Supermärkten. Lies dir die Rezepte für die Woche vorab durch, dann kannst du in einem Schwung alles kaufen, was du brauchst.

DEIN TAGESABLAUF MIT EVERY DAY AYURVEDA

Eine Woche Gesundheit und Wohlbefinden

Auf den folgenden Seiten findest du Every-Day-Ayurveda-Tipps für jeden Tag der Woche. Lies dir am besten einige Tage vorher den Wochenplan durch. So weißt du in etwa, was dich erwartet, und hast genug Zeit, die Kräuter und Lebensmittel, die du für die Rezepte brauchst, zu besorgen.

Ich empfehle dir folgenden zeitlichen Ablauf am Morgen, der dich gut in den Tag kommen lässt:
- Beantworte die Fragen zur Inspiration gleich nach dem Aufwachen, wenn du noch im Bett liegst. Der Verstand ist dann noch nicht so aktiv, das heißt, deine Intuition und dein Unterbewusstsein werden gestärkt.
- Führe anschließend die kurze Yoga- oder Meditationsübung des Tages durch.

- ❧ Widme dich dann deinem persönlichen Reinigungsritual, möglichst mit ayurvedischer Zungenreinigung, Ölziehen und Massage.
- ❧ Formuliere schließlich vor oder nach deiner Morgenmahlzeit deine Tagesziele und lies deinen Tipp des Tages. Das Rezept des Tages bereitest du morgens oder abends zu.

Am Abend halte ich Folgendes für wohltuend:
- ❧ Du solltest dir die Zeit nehmen, die wichtigsten Geschehnisse des Tages in deinem Buch zu notieren. Du kannst dir dazu zum Beispiel folgende Fragen stellen: Was habe ich heute gelernt? Was habe ich heute Schönes erlebt? Wofür bin ich heute dankbar?
- ❧ Die Abendübungen kannst du vor dem Zubettgehen oder direkt, nachdem du von der Arbeit nach Hause gekommen bist, durchführen.

Natürlich kannst du diesen Tagesablauf variieren und ausprobieren, was sich für dich am besten anfühlt. Ayurveda macht dir keine Vorschriften, sondern ermutigt dich dazu, Eigenverantwortung zu übernehmen und zu spüren, was dir wirklich guttut.

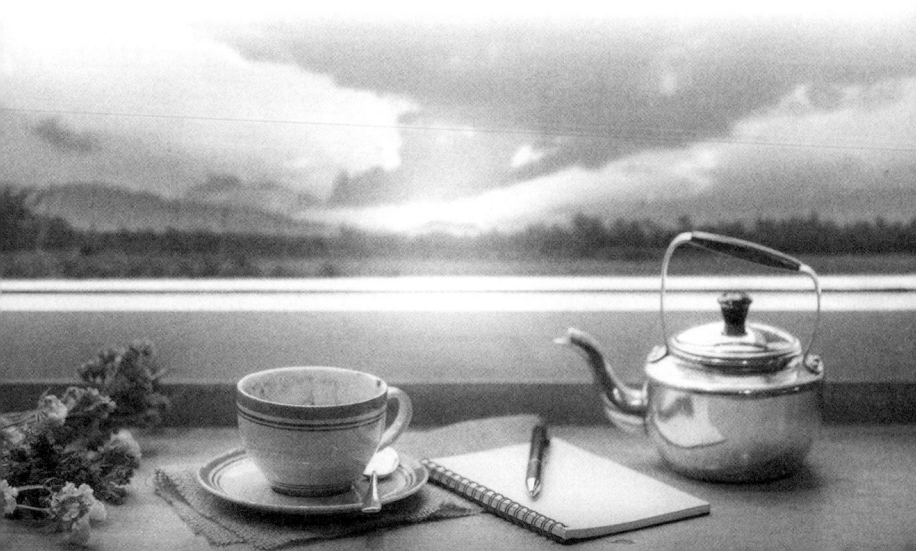

AUSREICHEND SCHLAF

Bevor es nun losgeht, habe ich noch eine wichtige Empfehlung zum Thema Schlaf für dich: In der Nacht reinigt sich unser Organismus auf allen Ebenen. Die Körpergewebe haben während der Nacht Zeit, sich zu regenerieren.

Eine gestörte Nachtruhe ist fatal, weil sie diesen wichtigen Reinigungs- und Regenerationsprozess blockiert. Auch Geist und Seele brauchen diese Zeit, um die Eindrücke des Tages zu verarbeiten und Belastendes herauszufiltern. Von 22–2 Uhr nachts ist die wichtigste Ruhephase des Körpers. Deine Zellen regenerieren sich in dieser Zeit am stärksten. Insbesondere wenn du gerade in einer Phase bist, in der es dir nicht gut geht, gönn dir diese Erholung und versuche, gegen 22 Uhr schlafen zu gehen.

Montag – Mit Energie in die Woche starten

DEINE HEUTIGEN FRAGEN ZUR INSPIRATION

- Was bedeutet für dich Energie?
- Was lähmt dich aktuell?
- Wie fühlt es sich genau an, wenn du voller Energie und Lebenskraft bist?
- Wo spürst du die Energie besonders stark? Wann war dies das letzte Mal der Fall?

Notiere deine Antworten in deinem Buch. Formuliere dein persönliches Tagesziel und notiere auch dieses. Achte darauf, dass du dein Ziel nicht zu hoch setzt; es sollte möglichst konkret, realistisch und messbar sein.

Dein Ziel kann mit deiner Arbeit zu tun haben (»Ich möchte Projekt XY bis zum Feierabend abgeschlossen haben«), kann aber auch andere Lebensbereiche betreffen (»Ich möchte heute Abend noch den Yogakurs besuchen«). Genauso gehst du auch an den folgenden Wochentagen vor.

DEIN PERSÖNLICHES MANTRA

Sage es dir laut und deutlich dreimal vor, wiederhole es im Lauf des Tages immer wieder innerlich und notiere es in deinem Gedanken-Tagebuch! Genauso gehst du auch mit den Mantras der weiteren Wochentage vor. Dein persönliches Mantra für diesen Montag lautet:

Ich verbinde mich mit all meiner Lebensfreude und Schaffenskraft.

ÜBUNG AM MORGEN: FEUERATMUNG FÜR DEINEN ENERGIEHAUSHALT

Führe diese Atemübung morgens vor dem Frühstück durch. Sie erweckt deine Lebensgeister und gibt dir Feuer für den Tag. Du benötigst nur wenige Minuten.

- Setze dich bequem im Schneidersitz auf ein Kissen. Die Wirbelsäule sollte aufgerichtet, der Kopf gerade, das Kinn leicht zum Brustkorb geneigt sein.
- Die Hände liegen locker auf den Knien.
- Schließe die Augen und atme einige Mal tief durch die Nase ein und aus, versuche, dabei tief in den Bauch zu atmen. Spüre, wie sich die Bauchdecke beim Einatmen hebt und beim Ausatmen wieder senkt.
- Atme schließlich noch mal tief ein und konzentriere dich ab jetzt etwa 30 Atemzüge nun nur noch auf das stoßartige Ausatmen durch die Nase. Der Bauch schnellt dabei zurück.
- Wenn du etwa 30-mal ausgeatmet hast, atmest du jetzt zweimal tief ein und aus. Atme dann noch mal ein und fülle die Lunge zu etwa drei Vierteln.
- Halte nun für etwa 20 Sekunden die Luft an oder solange es für dich stimmig ist. Konzentriere dich dabei auf den Punkt zwischen den Augenbrauen.
- Atme nun einige Male normal ein und aus und mache noch ein bis zwei Feueratem-Runden in deinem eigenen Rhythmus.
- Spüre anschließend einige Momente nach.

TIPP DES TAGES

Zum Wochenanfang strömt auf viele Arbeitnehmer so einiges ein. Der Stau am Morgen, E-Mails, Anrufe nehmen kein Ende. Wie soll ich das alles schaffen? Vielleicht kennst du diesen Gedanken.

MONTAG

Baue diese Achtsamkeitsübung heute in deinen Arbeitstag ein. Versuche alles, was heute auf dich zukommt, bewusst nicht zu bewerten, sondern es zu akzeptieren und hinzunehmen. Oft verbrauchen wir mehr Energie für unsere negativen Gedanken als für die Aufgabe an sich. Versuche, die Dinge anzunehmen, wie sie sind, und nicht darüber zu urteilen oder sie ändern zu wollen. Egal, wie viele Aufgaben heute auf dich warten: Nimm dir zudem immer wieder einige Momente Zeit, in denen du bewusst Abstand davon nimmst und einen Schritt zurücktrittst:

- Schließe die Augen und atme durch die Nase tief über den Brustkorb bis in den Bauch.
- Atme wieder durch die Nase aus.
- Stelle dir vor, wie du bei jedem Einatmen neue Energie aufnimmst und beim Ausatmen Stress und Anspannung von dir abfallen.
- Setze dich nicht unter Druck, lasse es einfach geschehen. Es ist gut so, wie es ist!

Vielleicht hast du die Möglichkeit, mittags ein wenig an die frische Luft zu gehen und die oben genannte Übung im Freien auf einer Parkbank durchzuführen.

REZEPTE DES TAGES

INGWERWASSER FÜR TAGSÜBER

Das brauchst du für 1 Person:

1 etwa daumengroßes Stück Ingwer   1 l kochendes Wasser

Und so geht's:

1. Schäle den Ingwer und schneide ihn in 3–4 dünne Scheiben. Bio-Ingwer brauchst du nicht zu schälen.

2 Überbrühe den Ingwer mit dem kochenden Wasser. Je länger du die Scheiben im Wasser ziehen lässt, desto schärfer wird dein Getränk.
3 Fülle das Wasser in eine Thermoskanne und trinke es über den Tag verteilt, allerdings nicht zu den Mahlzeiten.

Tipp:
Bereite dir gleich morgens eine Kanne zu.

AYURVEDISCHE KAROTTEN-KARTOFFEL-KOKOS-SUPPE FÜR DEN ABEND

Das brauchst du für 2 Personen:

1 säuerlicher Apfel	2 EL Ghee oder Butterschmalz
6 Karotten	1 EL Curry
Etwa 2 Kartoffeln	200 ml Kokosmilch
100 g Knollensellerie	Salz, Pfeffer,
2 Frühlingszwiebeln	weitere Gewürze nach Geschmack
1 Stängel Zitronengras	Frischer Koriander

Und so geht's:
1 Befreie den Apfel vom Kerngehäuse, schäle ihn und schneide ihn in kleine Stücke.
2 Karotten, Kartoffeln, Sellerie ebenfalls schälen und in kleine Würfel schneiden. Wasche die Frühlingszwiebeln und schneide sie in kleine Ringe.
3 Drücke den Zitronengrasstängel mit dem Messer kräftig an, damit er seine Aromastoffe entfalten kann.
4 Lasse alles zusammen in Ghee 2–3 Minuten anschwitzen. Gib das Curry am Ende mit hinein und lösche alles mit einem halben Liter Wasser ab.

5   Dann ergänzt du die Kokosmilch, lässt sie aufkochen und zugedeckt ca. 20 Minuten leise köcheln.
6   Zum Schluss entfernst du das Zitronengras, pürierst die Suppe, schmeckst sie mit Salz und Pfeffer und Gewürzen nach Wahl ab und garnierst sie mit dem Koriander.

GHEE

Die gereinigte Butter ist ein Lebenselixier und Verjüngungsmittel. Ghee wirkt entgiftend und hilft, fettlösliche Umwelt- und Körpergifte zu binden, auszuleiten und ist mit etwas Übung ganz leicht zuzubereiten. Du kannst es wie folgt selbst herstellen oder in gut sortierten Biomärkten und Reformhäusern fertig kaufen.

Das brauchst du:

1–2 Packungen frische Butter (Süß- oder Sauerrahm)
1 Topf mit dickem bzw. doppeltem Boden
1 feines Sieb
1 sauberes und trockenes Keramik-, Edelstahl- oder Glasgefäß

Und so geht's:

1   Die Butter lässt du bei mittlerer Hitze im offenen Topf zergehen und dann leicht köcheln (nicht überkochen lassen!). Es bildet sich ein leichter Schaum auf der Oberfläche.
2   Nach etwa 10–15 Minuten des Köchelns setzt sich ein bräunlicher Sud auf dem Boden ab, der nicht anbrennen darf.
3   Schließlich nimmst du den Topf vom Herd.
4   Das noch flüssige Ghee wird durch das Sieb in das vorbereitete Gefäß abgeseiht und bei halb geöffnetem Deckel abgekühlt. Es ist sofort verzehrfertig.

Info:

Durch das lange Köcheln wird der Wasseranteil aus der Butter abgekocht und gibt dem Ghee seine lange Haltbarkeit. Das Ghee muss nicht im Kühlschrank aufbewahrt werden.

ÜBUNG ZUM ABEND – KREATIVES MALEN

Nimm dir ein weißes Blatt Papier und einige Buntstifte. Setze dich an einen Tisch und überlege dir: Was ist für mich Energie? Welche Farben und Symbole stehen für mich für Lebenskraft? Male ein Bild. Es ist vollkommen egal, ob du abstrakt oder gegenständlich, »gut« oder »schlecht« malst. Versuche, nicht zu werten, sondern dich auf den kreativen Prozess des Malens einzulassen.

ZITAT DES TAGES

Ein Schüler sagte zu seinem Meister: »Meine Meditationen sind furchtbar. Ich bin dauernd abgelenkt, denke an alles Mögliche, meine Glieder tun weh und ich schlafe immer ein.« Der Lehrer antwortete schlicht: »Das geht vorüber.« Eine Woche später kam der Schüler wieder und sagte: »Meine Meditationen sind nun wunderbar, ich bin total klar, konzentriert und im Frieden.« Der Lehrer antwortete: »Das geht vorüber.«
Aus dem Zen-Buddhismus

Dienstag – Gib deinem Tag Plan und Struktur

DEINE HEUTIGEN FRAGEN ZUR INSPIRATION

- Was möchtest du diese Woche erreichen?
- Wo hättest du gern mehr Struktur in deinem Leben?
- Was kannst du heute dafür tun?

Formuliere dein Tagesziel und notiere es in deinem Buch.

DEIN PERSÖNLICHES MANTRA

Ich erkenne, was wesentlich ist, und lasse mich davon leiten. Ich vertraue dem Strom des Lebens.

ÜBUNG AM MORGEN – VISUALISIERUNG FÜR MEHR STRUKTUR

- Nimm dir am Morgen Zeit, in der du ungestört bist.
- Wähle deine bevorzugte Meditationsstellung, schließe deine Augen und beginne, einige Male tief durch die Nase in den Bauch zu atmen und wieder durch die Nase auszuatmen (etwa dreimal).
- Atme nun normal weiter, lasse den Atem in seinem eigenen Rhythmus fließen. Stelle dir ein Ziel vor, das du diese Woche oder in naher Zukunft erreichen willst.
- Überlege dir in aller Ruhe, welche Etappen du auf dem Weg zu diesem Ziel absolvierst. Wie auf einer Landkarte markierst du den Weg zu deinem Ziel.

- ❦ Atme dabei weiter ein und aus und genieße den Moment.
- ❦ Alle Schritte, alles gelingt genauso, wie du es dir wünschst. Fast mühelos. Denn du weißt ganz genau, was zu tun ist.
- ❦ Stelle dir nun vor, wie du dein Ziel erreichst. Male dir möglichst konkret aus, wie du dich fühlst, wie du aussiehst, was deine Kollegen, dein Partner, deine Freunde sagen. Wie ist dein Gesichtsausdruck?
- ❦ Atme weiter ein und aus.
- ❦ Empfinde die helle Leichtigkeit des Ankommens und die abfallende Anspannung. Versuche, alle positiven Assoziationen, die mit dem Ziel verbindbar sind, zu finden.
- ❦ Male so ein immer konkreteres, bunteres, lebendigeres inneres Bild von deinem Ziel.
- ❦ Atme nun noch einige Male ein und aus.
- ❦ Komm langsam zurück, öffne die Augen und bewege deinen Körper vorsichtig.

TIPP DES TAGES

Oft unterschätzen wir die Macht der Worte. Alles, was du sagst oder auch nicht sagst, hat eine unmittelbare Wirkung auf dich und auf dein Umfeld. Versuche heute einmal, die Worte, die du an deine Partner, Kollegen, Freunde richtest, ganz bewusst zu wählen. Wann immer es dir möglich ist, kommuniziere freundlich und positiv. Wenn du ärgerlich oder gestresst bist, versuche, erst einige Male tief durchzuatmen, so beruhigst du deine Gedanken. Sprich dann möglichst tief und ruhig. Ein wichtiger Teil der Kommunikation, der immer wieder zu kurz kommt, ist aber auch das Zuhören. Achte heute mal ganz bewusst darauf, ob du deinem Gegenüber wirklich aufmerksam zuhörst oder ob du im Geiste schon eine Antwort formulierst, während der andere noch spricht.

---- DIENSTAG ----

Versuche, deinem Gesprächspartner heute wirklich achtsam zu lauschen, und lasse deine eigenen Einwände oder Kommentare erst mal vorbeiziehen. Übe dich darin, nicht nur mit den Ohren, sondern auch mit dem Herzen zuzuhören. Was meint der andere wirklich?
Halte dich aus Klatsch und Tratsch raus. Wende stattdessen, wann immer es geht, die drei Siebe des Sokrates an.

Zum weisen Sokrates kam einer und sagte: »Höre, Sokrates, das muss ich dir erzählen!«
»Halte ein!«, unterbrach ihn der Weise. »Hast du das, was du mir sagen willst, durch die drei Siebe gestrichen?«
»Drei Siebe?«, fragte der andere voller Verwunderung.
»Ja, guter Freund! Lasse sehen, ob das, was du mir sagen willst, durch die drei Siebe hindurchgeht: Das erste ist die Wahrheit. Hast du alles, was du mir erzählen willst, geprüft, ob es wahr ist?«
»Nein, ich hörte es jemanden erzählen und ...«
»Soso! Aber sicher hast du es im zweiten Sieb geprüft. Es ist das Sieb der Güte. Ist das, was du mir erzählen willst, gut?«
Zögernd sagte der andere: »Nein, im Gegenteil ...«
»Hm«, unterbrach ihn der Weise, »so lasst uns auch das dritte Sieb noch anwenden. Ist es notwendig, dass du mir das erzählst?«
»Notwendig nun gerade nicht ...«
»Also«, sagte lächelnd der Weise, »wenn es weder wahr noch gut noch notwendig ist, so lasse es begraben sein und belaste dich und mich nicht damit.«

Wie geht es dir mit dieser sehr bewussten Art der Kommunikation untereinander?

REZEPTE DES TAGES

AYURVEDISCHER FRÜHSTÜCKSBREI

Das brauchst du für 2 Personen:

1 TL Sesamsamen
3 Handvoll Hafer- oder Dinkelflocken
1 EL Ghee
Je 1 Prise Kardamom, Zimt, Vanille, Fenchel, Anis, Safran
1 TL frischer Ingwer, gerieben
3 Datteln, geschnitten
Honig

Und so geht's:

1. Die Samen und Flocken bräunst du im Topf an und gibst dann das Ghee und die im Mörser gemahlenen Gewürze dazu.
2. Gieße Wasser auf und gib die Trockenfrüchte oder auch, je nach Geschmack, frische Früchte und frischen Ingwer dazu.
3. Koche den Brei kurz auf, schalte den Herd dann aus und lasse den Brei etwa 15 Minuten im geschlossenen Topf ziehen.
4. Zum Schluss gibst du einen Teelöffel Ghee über den Brei in der Schüssel und süßt ihn je nach Geschmack mit Honig.

BIRNEN-ROTE-BETE-SUPPE FÜR DEN ABEND

Das brauchst du für 2 Personen:

1 Birne
1 rote Zwiebel
1 Limette
1 Stück Ingwer, ca. 3 cm Länge
5 Rote-Bete-Knollen (ungekocht)
2 EL Ghee
2 EL Apfelessig
1 EL Honig
Jeweils ½ l Gemüsebrühe und Apfelsaft
400 g Dose Kokosmilch
Salz, Pfeffer
Frischer Koriander

Und so geht's:
1 Befreie die Birne vom Kerngehäuse.
2 Schäle die Zwiebel und schneide sie klein. Drücke die Limette aus und fange den Saft auf.
3 Anschließend schneidest du auch die Roten Beten, den geschälten Ingwer und die geschälte Birne fein. Alles mit den Zwiebelstückchen in einem Topf mit Ghee andünsten.
4 Lösche es mit Essig ab, gib Honig, Brühe und Apfelsaft zu. Bei mittlerer Hitze köcheln lassen, bis die Roten Beten weich sind.
5 Dann pürierst du alles und rührst die Kokosmilch ein.
6 Schmecke die Suppe mit Salz, Pfeffer und Limettensaft ab und garniere alles mit Koriander.

ÜBUNG ZUM ABEND – NACKEN UND SCHULTERN ENTSPANNEN

❧ Begib dich in den Schneidersitz oder in eine andere aufrechte Sitzhaltung deiner Wahl. Die Arme hängen locker neben dem Körper, die Schultern sind entspannt.

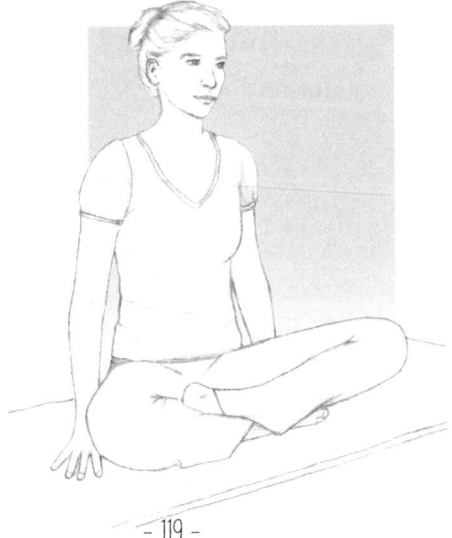

- Schließe die Augen und atme einige Male durch die Nase tief in den Bauch ein und aus.
- Lasse mit dem nächsten Ausatmen den Kopf langsam zum Brustbein sinken. Hebe ihn mit dem Einatmen langsam wieder an. Lasse ihn nun ganz sanft in den Nacken sinken und öffne dabei leicht den Mund, um deine Kiefer zu entspannen.
- Kippe deinen Kopf beim Ausatmen wieder zum Brustbein und beim Einatmen in den Nacken. Führe das langsam und achtsam einige Male im Rhythmus der Atmung durch.
- Wenn dein Kopf das nächste Mal auf dem Brustbein liegt, schwinge ihn ganz langsam nach links und nach rechts.
- Atme dabei achtsam weiter und spüre die Dehnung in deinem Nacken. Komme schließlich wieder zur Mitte und hebe dann den Kopf ganz langsam wieder an. Spüre kurz nach.
- Mit dem nächsten Einatmen hebst du deine Schultern an und machst den Hals ganz klein, halte die Spannung und den Atem für einige Sekunden an und atme schließlich mit einem Seufzen aus und lasse die Schultern fallen. Führe diese Übung achtmal durch. Spüre nach und achte darauf, was sich in deinem Schulter- und Nackenbereich verändert hat.
- Du kannst die Übung abschließen, in dem du deinen Nacken- und Halsbereich mit einem hochwertigen Öl – z. B. Lavendelöl – in sanften Kreisen massierst.

ZITAT DES TAGES

»Achte auf deine Gedanken, denn sie werden Worte.
Achte auf deine Worte, denn sie werden Handlungen.
Achte auf deine Handlungen, denn sie werden Gewohnheiten.
Achte auf deine Gewohnheiten, denn sie werden dein Charakter.
Achte auf deinen Charakter, denn er wird dein Schicksal.«
Aus dem Talmud

Mittwoch – Motivation und Kraft für deine Wochenmitte

DEINE HEUTIGEN FRAGEN ZUR INSPIRATION

- Was schenkt dir Kraft?
- Was raubt dir Kraft?
- Welche Farbe verbindest du mit Kraft?

Formuliere dein Tagesziel und notiere es in deinem Tagebuch.

DEIN PERSÖNLICHES MANTRA

Ich bin allen Anforderungen des Lebens gewachsen.

YOGAÜBUNG – DEHNE UND STRECKE DICH WIE EINE KATZE!

- Beginne den Tag, in dem du dich in deinem Bett erst mal ausgiebig in alle Richtungen rekelst und streckst.
- Mache es dir anschließend auf dem Rücken auf deiner Yoga- bzw. einer Gymnastikmatte bequem. Achte darauf, dass du hinter dir genug Platz hast. Strecke die Arme ganz nach hinten, spüre die Dehnung in deinen Achseln.
- Dehne die Beine, indem du die Fersen in den Raum hineinschiebst.
- Setze dich nun auf, umarme deine Knie und schaukle mit dem Rücken vor und zurück. Wechsle schließlich in den Vierfüßlerstand für die Katzendehnung, welche die ganze Wirbelsäule aktiviert. Die Knie sind unter den Hüftgelenken,

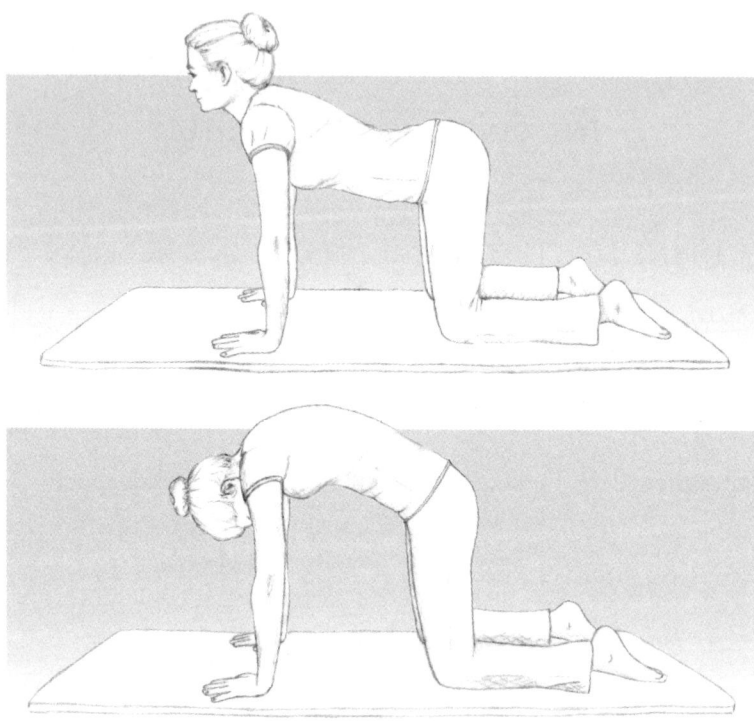

die Hände unter den Schultern, Arme und Oberschenkel sind jeweils senkrecht und parallel ausgerichtet.

- Beim Ausatmen lässt du den Kopf sinken, bis du eine deutliche Dehnung im Nacken spürst, dabei rundest du den Rücken von der Lendenwirbelsäule ausgehend zu einem Katzenbuckel. Den Bauch ziehst du am Ende des Ausatmens nach oben zur Wirbelsäule ein.
- Beim Einatmen führst du die Gegenbewegung durch: Vom unteren Rücken ausgehend lässt du die Wirbelsäule absinken und hebst behutsam den Kopf. Der Nacken bleibt lang, das Brustbein strebt nach vorn oben, die Schultern nach hinten und unten.
- Führe diese Übung einige Male im Rhythmus deines Atmens durch und spüre anschließend nach.

MITTWOCH

TIPP DES TAGES

Mache heute einige Dinge anders, als du sie gewöhnlich machst. Gehe einen anderen Weg zur Arbeit, nimm das Fahrrad statt des Autos, gehe mittags nicht in die Kantine, sondern mache einen kleinen Spaziergang. Was immer dir einfällt, was du anders machen könntest – probiere es aus! Es tut dir gut, immer wieder neue Wege zu beschreiten und Gewohnheiten zu hinterfragen – du bewahrst dir so Offenheit und Jugend, egal wie alt du bist.

Meine persönliche Empfehlung, um deinen Alltag mal wieder völlig anders wahrzunehmen, lautet: Lasse dein Smartphone öfter mal in der Tasche. Vielleicht musst du manchmal beruflich oder wegen der Kinder Nachrichten checken – aber brauchst du es wirklich dauernd?

Gönne dir und ihm heute zum Beispiel eine Ruhepause auf dem Weg in die Arbeit. Schau dir die Menschen in der U-Bahn an. Jeder hat seine eigene Geschichte. Beobachte die Bäume: Haben sie noch oder schon wieder Blätter? Auch die Architektur hat so einiges zu bieten, wenn man aufmerksam hinschaut. Der eigene Blick in die Welt ist oft sehr viel spannender, lehrreicher und entspannender als die Informationsflut im Internet, die uns oft überfordert.

Vielleicht hast du dann sogar Lust, deine Smartphone-Auszeit etwas auszuweiten.

REZEPTE DES TAGES

CHAI-TEE

Du kannst ihn morgens zubereiten und ihn zu deinem Frühstücksbrei trinken, oder du füllst ihn in deine Thermoskanne und konsumierst ihn nachmittags. Er ist eine gute Hilfe, wenn du zu einem kleinen Nachmittags-Energie-Tief neigst. Es gibt viele verschiedene Varianten.

Ich teile mit dir das Rezept für meinen Lieblings-Chai, den ich mit Bio-Rooibos-Tee zubereite. Du kannst aber auch Schwarztee verwenden – dann kannst du ihn vielleicht sogar als Kaffee-Ersatz nutzen – und mit anderen Kräutern experimentieren. Chai schmeckt auch ganz ohne Teezusatz. Je nach persönlichen Vorlieben kannst du Kuhmilch, Soja-, Hafer- oder Mandelmilch verwenden.

Der Chai-Tee ist herrlich wärmend. Ich liebe die leichte Schärfe, die der Pfeffer dem Getränk verleiht. Du kannst ihn aber auch weglassen.

Das brauchst du für 2 Tassen:

5 Kardamomkapseln	1 TL Fenchelsamen
1 Nelke	1 TL Bio-Rooibos-Tee oder
1 Stück Ingwer	Teesorte nach Geschmack
1 Langer Pfeffer	Milch und Honig nach Wunsch
¼ Zimtstange	

Und so geht's:

1 Zerstoße die Gewürze in einem Mörser und koche sie mit zwei Tassen Wasser in einem Topf kurz auf.
2 Lasse den Chai noch etwa zwei Minuten köcheln und füge dann den Tee deiner Wahl hinzu.
3 Lasse den Chai je nach gewünschter Stärke etwa 5–6 Minuten ziehen, dann werden die Gewürze durch ein Sieb abgegossen.
4 Gib je nach Geschmack Milch und Honig dazu.

— MITTWOCH —

AYURVEDISCHE DETOX-SUPPE FÜR DEN ABEND

Diese Suppe ist dazu geeignet, die Entgiftung zu unterstützen.

Das brauchst du für 2 Personen:

1 Süßkartoffel	*½ rote Chili*
1 Zwiebel	*1 TL Kurkuma*
1 Zehe Knoblauch	*1–2 EL Ghee*
1 Knolle Fenchel	*1 Lorbeerblatt*
½ Chinakohl	*Salz*
1 Karotte	*Etwas Muskat*
1 Petersilienwurzel	*1 Bund Petersilie oder*
1 etwa daumengroßes Stück Ingwer	*1 Bund Koriander*

Und so geht's:

1 Schäle die Süßkartoffel, die Zwiebel und den Knoblauch und schneide alles klein. Schneide anschließend das gewaschene Gemüse und den geschälten Ingwer ebenfalls in kleine Stücke.

2 Dünste Zwiebel, Knoblauch, den Ingwer, Chili und Kurkuma in etwas Ghee an, gib das Gemüse und die Kartoffel dazu und brate alles kurz an.

3 Gieße schließlich so viel Wasser hinzu, dass das Gemüse bedeckt ist, und gib das Lorbeerblatt hinein.

4 Lasse das Ganze etwa 10 Minuten köcheln. Schmecke die Suppe mit Salz, Muskat und anderen Gewürzen deiner Wahl ab.

5 Nimm das Lorbeerblatt heraus und bestreue die Suppe mit fein gehackter Petersilie oder mit fein gehacktem Koriander.

ÜBUNG ZUM ABEND – MEDITATION ZUM AUSGLEICH ALLER ENERGIEZENTREN

Diese Übung dauert etwa drei Minuten. Führe sie am besten abends vor dem Schlafen durch.

- Nimm deine bevorzugte Meditationsstellung ein. Achte darauf, dass deine Schultern entspannt sind.
- Schließe nun die Augen und atme einige Atemzüge ruhig ein und aus.
- Nimm wahr, wie sich die Bauchdecke bei jedem Atemzug hebt und senkt.
- Richte nun deine Aufmerksamkeit auf das erste Chakra am unteren Ende der Wirbelsäule. Stelle dir einen Kelch vor, den du mit rotem Licht füllst. Verweile 2–3 Atemzüge.
- Wandere nun weiter zum zweiten Chakra zwischen Schambein und Bauchnabel. Fülle den Kelch mit orangem Licht. Verweile 2–3 Atemzüge.
- Nun gehst du weiter zum dritten Chakra oberhalb des Bauchnabels. Stelle dir ein gelbes Licht vor und fülle den Kelch damit. Verweile 2–3 Atemzüge.
- Gehe nun zum vierten Chakra in Höhe des Herzens und stelle dir ein rosafarbenes Licht vor, mit dem du den Kelch füllst. Verweile 2–3 Atemzüge.
- Wandere zum fünften Chakra am oberen Ende des Brustbeins. Fülle den dortigen Kelch mit hellblauem Licht. Verweile 2–3 Atemzüge.
- Gehe weiter zum sechsten Chakra, zum dritten Auge zwischen den Augenbrauen. Fülle den Kelch mit indigofarbenem Licht. Verweile 2–3 Atemzüge.
- Richte nun deine Aufmerksamkeit auf das siebte Chakra auf deinem Scheitel. Stelle dir dort eine kleine Öffnung vor, durch die goldenes Licht in dich strömt und sich in den folgenden

MITTWOCH

Atemzügen über den ganzen Körper verteilt. Genieße diesen goldenen Moment und atme noch einige Male ein und aus.

❦ Komme nun langsam zurück, öffne die Augen und beginne, deinen Körper zu bewegen. Wie fühlst du dich?

ZITAT DES TAGES

»Die besten Entdeckungsreisen macht man nicht in fremden Ländern, sondern indem man die Welt mit neuen Augen betrachtet.«
Marcel Proust

Donnerstag – So bleibst du konzentriert

DEINE HEUTIGEN FRAGEN ZUR INSPIRATION

- Wann fällt es dir leicht, dich zu konzentrieren?
- Wie fühlt es sich für dich an, voll konzentriert zu sein?
- Was kannst du heute tun, um dich voll und ganz auf deine Aufgaben zu konzentrieren?

Formuliere dein Tagesziel und notiere es in deinem Tagebuch.

DEIN PERSÖNLICHES MANTRA

Es gelingt mir ganz, im Hier und Jetzt zu sein.

ÜBUNG FÜR MEHR KONZENTRATION

Führe die Übung morgens oder abends durch, ganz so, wie es für dich persönlich passt:

- Nimm einen Gegenstand, den du magst, ein Bild, einen Buddha, eine Kerze, ganz egal. Er sollte auf Höhe deiner Augen stehen, etwa 1,5 Meter von dir entfernt.
- Setze dich bequem im Schneidersitz auf ein Kissen oder auf einen Stuhl. Die Wirbelsäule sollte aufgerichtet, der Kopf gerade, das Kinn leicht zum Brustkorb geneigt sein. Die Hände liegen locker auf den Knien.
- Fokussiere deinen Blick auf deinen Gegenstand und atme dabei ruhig durch die Nase ein und aus. Bleibe mit deiner Aufmerksamkeit bei deinem Gegenstand.

DONNERSTAG

- Nimm jedes Detail wahr. Atme dabei ruhig ein und aus (dreimal). Wenn Gedanken auftauchen, lasse sie wie Wolken vorbeiziehen und komme mit deiner Konzentration immer wieder auf den Gegenstand zurück.
- Schließe nun die Augen, atme weiter entspannt ein und aus. Stelle dir nun den Gegenstand vor deinem geistigen Auge vor. Versuche, dich an möglichst viele Details zu erinnern. Atme wieder dreimal ein und aus.
- Öffne nun langsam die Augen und spüre noch einige Augenblick nach. Was hat sich verändert?

TIPP DES TAGES

Wann immer du heute gehst, versuche, es ganz bewusst und langsam zu tun. Spüre, wie du die Fußsohle bei jedem Schritt abrollst. Nimm den kurzen Augenblick wahr, wenn dein anderer Fuß sich nicht auf der Erde, sondern in der Luft befindet. Wann immer du es kannst – in der Wohnung oder im Garten –, gehe barfuß und spüre den Kontakt mit dem Boden, der Erde. Achte darauf, dass deine Schultern dabei entspannt sind. Dies schult deine Achtsamkeit für den Moment.

Überhaupt lade ich dich dazu ein, dich öfter bewusst wahrzunehmen: Wo bin ich? Wie fühle ich mich? Wenn du sitzt oder liegst, achte darauf, welche Körperpartien mit der Unterlage in Kontakt sind und wie es sich anfühlt. Diese kleinen achtsamen Momente erden dich und bringen dich auch im größten Stress zurück zu dir selbst.

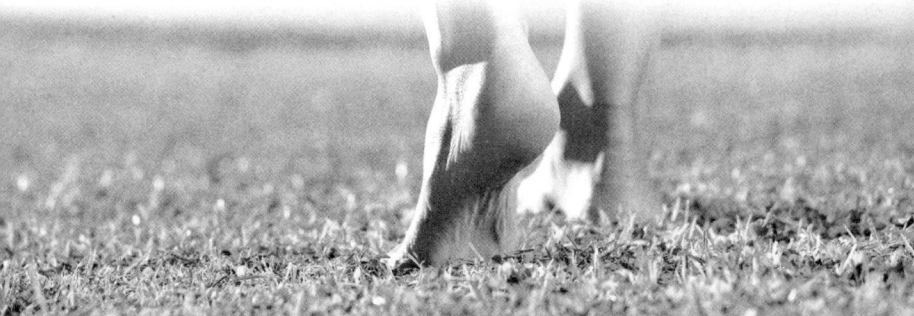

REZEPTE DES TAGES

GOLDENE MILCH

Die »Golden Milk« schmeckt nicht nur ganz vorzüglich. Kurkuma, die der Milch ihre goldene Farbe verleiht, ist ein richtiges Wundermittel. Sie wirkt unter anderem gegen Entzündungen und soll auch unser Glückshormon Serotonin anregen. Auch hier gilt wie überhaupt bei der ayurvedischen Küche: Probiere ruhig auch mal andere Gewürze und ihre Wirkung auf dich aus. Auch bezüglich der Mengen kannst du ganz nach deinen Wünschen experimentieren.

Wichtig ist allerdings, dass du immer ein klein wenig Pfeffer zugibst, da Kurkuma sonst seine heilsame Wirkung nicht entfalten kann. Du kannst die Milch warm oder kalt genießen. Wenn du magst, kannst du der Milch auch zerkleinerte getrocknete Datteln zugeben. Golden Milk lässt sich auch gut in eine Flasche füllen und mit zur Arbeit nehmen.

Das brauchst du für 1 Person:

1–3 cm großes Stück frische Kurkuma
Frisch geriebener Ingwer
1 Prise Pfeffer
1 Prise Zimt
Optional Kokosöl
350 ml Pflanzenmilch
(z. B. Mandel-, Hafer- oder Kokos-Reis-Milch)

Und so geht's:

1. Schneide die Kurkuma klein.
2. Dann gibst du alle Zutaten in einen Mixer oder vermengst sie mit dem Pürierstab.
3. Je nach Geschmack kannst du die Milch erwärmen oder kalt genießen.

— DONNERSTAG —

SUPPE MIT SÜSSKARTOFFEL UND KOHLRABI – FÜR DEN ABEND

Das brauchst du für 2 Personen:

1 Kohlrabi	1 Prise Zimt
1 Süßkartoffel	½ l Gemüsebrühe
1–2 cm großes Stück Ingwer	30 g Haselnüsse
1 EL Ghee	4 getrocknete Aprikosen
Je ¼ TL Kreuzkümmel, Kurkumapulver, gemahlener Koriander und Fenchelsamen	Salz, Pfeffer, Paprikapulver, getrockneter Thymian zum Abschmecken und Garnieren

Und so geht's:

1. Schäle Kohlrabi, Süßkartoffel und Ingwer und schneide alles in feine Würfel.
2. Erhitze das Ghee in einem Topf, gib Ingwer und Gewürze zu und dünste alles bei mittlerer Hitze an.
3. Gib das Gemüse mit hinein und dünste es mit an. Dann kannst du die Gemüsebrühe angießen und die Suppe bei kleiner Hitze etwa 15 Minuten köcheln lassen.
4. Hacke die Haselnüsse und schneide die Aprikosen klein.
5. Anschließend pürierst du die Suppe mit einem Pürierstab fein und schmeckst alles mit Salz, Pfeffer und Thymian ab.
6. Schließlich bestreust du dein Gericht mit Haselnüssen, Aprikosen und Paprikapulver.

ÜBUNG AM ABEND ZUR ZENTRIERUNG

❀ Setze oder lege dich in deine bevorzugte Meditationsstellung.
❀ Schließe die Augen und konzentriere dich auf deinen Atem.
❀ Spüre, wie sich beim Einatmen dein Bauch hebt und beim Ausatmen senkt.

- Führe dies einige Male in deinem eigenen Atemrhythmus durch.
- Wandere dann mit deiner Aufmerksamkeit durch den Körper. Unternimm eine Forschungsreise. Von jedem einzelnen Zeh über Waden und Oberschenkel, Bauchorgane, Brustraum, unteren und oberen Rücken, Hände, Arme, Schultern und Hals. Zuletzt zum Kopf, Kiefer, zu den Augen, zu Nase und Ohren.
- Versuche, dabei aufmerksam in jede Körperregion hineinzuspüren: Welche Bereiche fühlen sich wohl, entspannt, warm an? Wo nimmst du Anspannung, Müdigkeit, Schmerz oder Kälte wahr? Versuche, nicht zu werten, sondern nur wahrzunehmen.
- Wandere zu deinem Herzen: Wie fühlt es sich für dich an? Eng, weit, schwer, leicht? Fühlst du Trauer, Frieden, Schmerz oder Wärme? Es ist gut so, wie es ist. Alles darf da sein.
- Schließlich stellst du dir vor, wie mit jedem Atemzug Energie und Licht durch die Poren deines Körpers in dich hineinfließen. Dieses Licht löst alle Spannungen, Verklebungen, alle Blockaden, allen Schmerz, du musst gar nichts dafür tun.
- Wenn dein ganzer Körper mit dieser heilenden Energie versorgt ist, kannst du dich langsam wohlig rekeln und strecken und die Augen öffnen.

ZITAT DES TAGES

»Was machst du, um so gelassen zu sein?«, fragt der Schüler seinen Meister. »Nichts«, erwiderte der Meister. »Wenn ich gehe, gehe ich, wenn ich esse, esse ich, und wenn ich schlafe, schlafe ich.«
»Das tun doch alle«, meinte der Schüler darauf.
»Eben nicht!«, antwortete der Meister.
Aus dem Zen-Buddhismus

Freitag – Dankbarkeit und Loslassen

DEINE HEUTIGEN FRAGEN ZUR INSPIRATION:

- Was ist deine Bilanz für diese Woche?
- Was hat diese Woche für dich besonders gemacht?
- Wofür bist du dankbar?

Formuliere dein Tagesziel und notiere es in deinem Tagebuch.

DEIN PERSÖNLICHES MANTRA

Es ist alles gut, wie es ist. Ich bin dankbar für alles, was ich erreicht habe, und darf nun loslassen.

YOGAÜBUNG AM MORGEN – DIE SCHULTERBRÜCKE

Mit der Asana »Schulterbrücke« dehnst du sanft deine Wirbelsäule, deinen Nacken sowie deine Schultermuskulatur und schöpfst Energie für den Tag.
- Lege dich zunächst mit dem Rücken auf deine Yogamatte und atme einige Male tief in den Bauch.
- Dann stellst du deine Beine auf, die Füße stehen hüftbreit nah am Gesäß, deine Arme liegen ausgestreckt neben dem Körper.
- Hebe nun mit dem Einatmen das Becken an, während du deine Arme und deine Füße, so fest du kannst, in die Yogamatte presst.

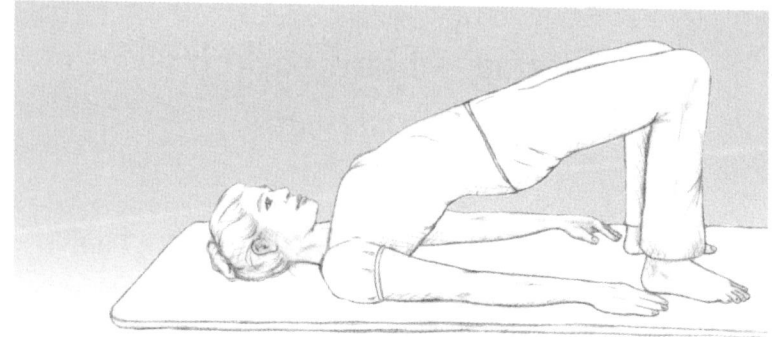

- ❦ Halte die Spannung kurz an und lasse dann das Becken mit dem Ausatmen langsam wieder absinken. Führe die Übungsabfolge einige Male durch.
- ❦ Schließlich hebst du das Becken ein letztes Mal und bleibst diesmal für einige Atemzüge in der Spannung. Du kannst die Übung intensivieren, indem du die ausgestreckten Arme mit verschränkten Händen unter deinem Gesäß in den Boden presst. Die Schulterblätter ziehst du zusammen. Schließlich bringst du die Arme über deinem Kopf nach hinten. Lege sie, wenn möglich, auf dem Boden ab und genieße die Dehnung in den Achseln.
- ❦ Lege dann langsam, ganz langsam, Wirbel für Wirbel dein Becken wieder ab.

TIPP DES TAGES

Wähle heute ein Musikstück aus, das du schon lange nicht mehr gehört hast und das deine Seele berührt. Schließe deine Augen und konzentriere dich ganz auf die Musik. Alternativ kannst du zu der Musik auch tanzen.

REZEPTE DES TAGES

INDISCHES LINSENCURRY (DAL)

Das brauchst du für 2 Personen:

½ Zwiebel
1 Knoblauchzehe
Ca. 2 cm frischer Ingwer
1 kleine frische Chilischote
1 EL Kokosöl
Je halber TL Kreuzkümmel und Koriandersamen
200 ml Gemüsebrühe
180 g rote Linsen
125 ml Kokosmilch
200 g Tomatenstücke frisch oder aus der Dose
Salz und Pfeffer
Koriander frisch zum Garnieren

Und so geht's:

1. Schäle Zwiebel und Knoblauch und hacke beides mit dem Ingwer und der Chilischote fein.
2. Erhitze Kokosöl in einem Topf und dünste darin Zwiebel, Knoblauch und Ingwer an.
3. Gib Kreuzkümmel und Koriander dazu, lasse es kurz mit anrösten.
4. Gieße dann die Gemüsebrühe auf.
5. Wasche die Linsen, gib sie in die Suppe und lasse alles ca. 10 Minuten köcheln.
6. Anschließend kannst du Kokosmilch und Tomatenstücke zugeben und das Dal weitere 10 Minuten köcheln lassen. Die Konsistenz sollte sämig sein.
7. Am Schluss schmeckst du das Gericht nach Geschmack mit Salz und Pfeffer ab.
8. Garniere dein Gericht mit Korianderblättchen.

Tipp:
Dazu passt Basmatireis oder selbst gemachtes Chapati.

CHAPATI

Das brauchst du für 2 Personen:

Etwa 10 g Ghee   *1 TL Salz*
150 g Dinkelmehl

Und so geht's:
1. Das Ghee wird in einem Topf oder in der Mikrowelle geschmolzen.
2. Anschließend füllst du Mehl, Salz, 80 Milliliter lauwarmes Wasser und das Ghee in eine Schüssel und knetest es mit dem Rührgerät und/oder den Händen zu einem glatten Teig.
3. Nachdem du ihn eine halbe Stunde hast ruhen lassen, teilst du ihn in sechs Portionen, die du jeweils zu einer Kugel formst und anschließend zu einem runden Fladen ausrollst.
4. In einer großen, beschichteten Pfanne brätst du ohne Fett die Chapati auf jeder Seite etwa 2 Minuten an.

ÜBUNG ZUM ABEND

Pflege deinen Körper heute besonders achtsam und intensiv. Stelle dir bei einer warmen Dusche oder einem warmen Bad vor, wie der Schmutz des Tages, alles, was du nicht brauchst, von dir wegfließt.

- Lege dich in deinem Bett auf den Rücken. Schließe die Augen und nimm wahr, wie entspannt sich dein Körper nun anfühlt.
- Lasse deinen Atem frei fließen. Stelle dir vor, du liegst auf einem weichen Moosfeld und sinkst immer tiefer hinein. Stelle dir nun vor, dass du langsam aufstehst. Du blickst dich um.
- Du stehst barfuß auf einer Waldlichtung, an deren Rand sich ein wunderschöner Wasserfall befindet. Das Wasser funkelt

FREITAG

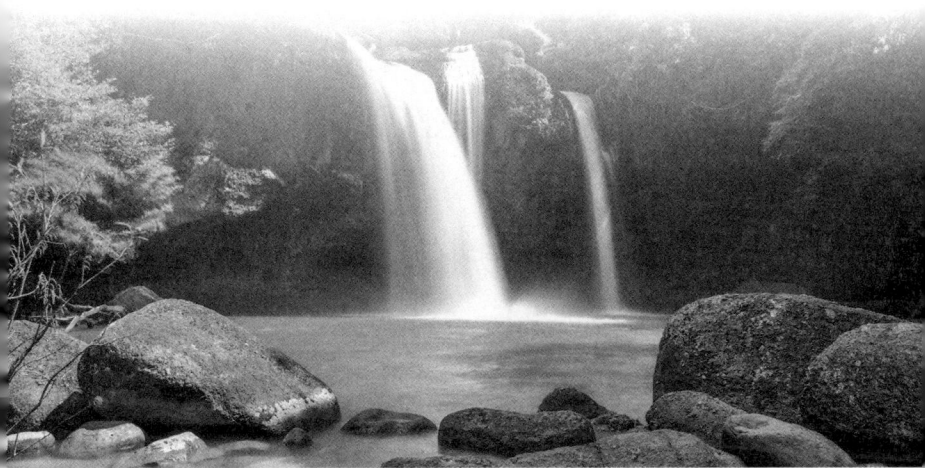

wie Tausende Kristalle. Du gehst zu dem Wasserfall, legst deine Kleider ab und stellst dich langsam darunter. Es ist unglaublich wohltuend. Das Wasser ist ganz warm und weich und sanft. Es wäscht alles von dir ab, was du abgeben möchtest. Alles, was deinen Körper, Geist und Seele beschwert und belastet, fällt von dir ab. Du fühlst dich wunderbar. Rein. Leicht. Warm. Geborgen. Genieße diesen Augenblick! Er ist perfekt.

❦ Kehre schließlich zu deinem Platz auf der Lichtung zurück, lege dich ins Moos. Atme einige Male entspannt ein und aus und kehre in die Gegenwart, in dein Schlafzimmer zurück. Du kannst deinen wunderschönen Wasserfall besuchen, wann immer du es möchtest.

ZITAT DES TAGES

»Nimm dir jeden Tag die Zeit, still zu sitzen und auf die Dinge zu lauschen. Achte auf die Melodie des Lebens, welche in dir schwingt.«
Buddha

Samstag – Entspanne dich ohne schlechtes Gewissen

DEINE HEUTIGEN FRAGEN ZUR INSPIRATION

- ❦ Was bedeutet für dich Entspannung?
- ❦ Wie fühlst du dich dabei?
- ❦ Wobei können sich dein Körper, dein Geist und deine Seele am besten entspannen?

Formuliere dein Tagesziel und notiere es in deinem Tagebuch. Du solltest dir heute und morgen ein Ziel setzen, das ganz im Zeichen deiner Entspannung und Regeneration steht. Du hast es verdient, als Ziel ausschließlich dein eigenes Wohlempfinden in den Mittelpunkt zu stellen.

DEIN PERSÖNLICHES MANTRA

Ich darf mich entspannen. Ich bin es mir wert, mir selbst Gutes tun. Ich genieße mein Leben mit allen Sinnen.

ÜBUNG AM MORGEN: WAS MAGST DU AN DIR, WAS GIBT DIR ENERGIE?

Nimm dir für diese Übung einige Minuten Zeit. Lege dir dein Gedanken-Tagebuch und einen Stift bereit. Am besten startest du mit einer kleinen Atemmeditation im Sitzen.

- ❦ Spüre, wie beim Einatmen neue Energie in dich hineinfließt und du beim Ausatmen Altes und Verbrauchtes abgibst. Achte darauf, dass Schultern und Kiefer entspannt sind.

SAMSTAG

- Stelle dir ein indigoblaues Licht zwischen deinen Augen vor und konzentriere dich für einige Atemzüge darauf.
- Öffne schließlich deine Augen, denke über folgende zwei Fragen nach und notiere die Antworten in deinem Buch:
  1. Was mag ich an mir, was finde ich so richtig gut?
  2. Was gibt mir Energie und Kraft?

Du solltest deinen Blick möglichst oft auf das Gute, Schöne lenken, das du hast, und nachspüren, was dich froh macht. Schreib doch ab jetzt jeden Abend in deinem Gedanken-Tagebuch auf, wofür du an diesem Tag dankbar bist und was du gut gemacht hast.

TIPP DES TAGES

Tue heute, was immer dir guttut. Gehe spazieren, arbeite im Garten, geh joggen, lies ein Buch, triff dich mit Freunden, geh in die Sauna. Was immer du tust – versuche, es bewusst zu tun, wirklich im Moment zu sein und mit allen Sinnen zu genießen. Du hast es dir verdient! Manchmal tun wir uns schwer damit, uns selbst etwas Gutes zu tun, zu entspannen, zu nehmen, statt zu geben. Ich lade dich dazu ein, folgenden Heilungsimpuls zu verinnerlichen: Du kannst nur geben, wenn deine Speicher gefüllt sind.
Ein Baum nimmt Nährstoffe aus der Erde, Sonnenlicht und Wasser auf. Über den Jahresverlauf produziert er Früchte, gibt Sauerstoff ab, verliert Blätter, um dann schließlich wieder Knospen zu bilden. Die Nährstoffe hat der Baum also für sein Wachstum genutzt. Auch wir sind Teil dieses natürlichen Füllekreislaufs. Um zu geben, zu wachsen, dich zu entwickeln, darfst du dir also die Erlaubnis zum Nehmen geben.
Wahrscheinlich »musst« du heute einkaufen gehen, deine Wohnung putzen und ein paar Sachen erledigen, die in der Arbeits-

woche liegen geblieben sind. Versuche aus dem »Müssen« ein »Dürfen« zu machen.
Einkaufen? Sei dankbar für die Vielfalt der Speisen, die wir hierzulande haben. Lasse dich von der Farbe und dem Geruch der Lebensmittel inspirieren.
Putzen? Mache dir bewusst, dass du eine Wohnung hast, dein Refugium, in dem du es dir richtig schön machen kannst. Putzen kann eine sehr meditative Tätigkeit sein. Versuche, wirklich bei der Sache zu sein, und lege doch deine Lieblingsmusik dazu auf …
Achtsamkeit ist nicht zwingend mit Meditation oder Yoga verbunden. Sie bedeutet, dass du voll konzentriert bei einer Tätigkeit bist, alles wahrnimmst, was geschieht, und dir deiner selbst bewusst bist. Du kannst also beim Bügeln, Kochen, Putzen und bei der Gartenarbeit Achtsamkeit üben.

Welcher Duft erfüllt dein Herz mit Freude? Lasse Räucherstäbchen oder ein ätherisches Öl in deinem Zuhause genau dieses Aroma verströmen. Kaufe dir ein hochwertiges Massageöl mit einem Geruch deiner Wahl, und verwöhne deine Füße, deinen Nacken, deinen Körper mit einer sanften Massage.
Du kannst dazu z. B. Sesam- oder Kokosöl nutzen, das du leicht erwärmst. Beginne in kreisenden Bewegungen den Hals und den Nacken zu massieren und arbeite danach das Öl mit leichtem Druck der Finger kreisend in die Kopfhaut ein. Dadurch werden Stoffwechsel und Durchblutung angeregt. Die Poren werden befreit, und die Haarwurzeln werden besser mit Nährstoffen und Sauerstoff versorgt. Wenn du einen Partner hast, kannst du ihn bitten, dich zu massieren. Vielleicht möchte auch er anschließend in den Genuss dieser entspannenden Massage kommen.
Du kannst das Öl über Nacht einwirken lassen, so kann das Haar die wertvollen Stoffe noch besser aufnehmen.

— SAMSTAG —

REZEPT DES TAGES

Vielleicht gehst du heute mal essen oder du lädst deine Freunde zu diesem leckeren und obendrein gesunden Kitchari ein.

KITCHARI

Kitchari ist ein Klassiker der ayurvedischen Küche, es entgiftet und entschlackt den Körper. Das Gericht aus Basmati-Reis, Mungbohnen und frischem Gemüse steckt voller gesunder Nährstoffe.

Das brauchst du für 2 Portionen:

1 Karotte
1 Zucchini
150 g Mung Dal
   (halbierte gelbe Mungbohnen)
1–2 EL Ghee
1 Nelke
½ Zimtstange
3 Kardamom-Kapseln
1 TL Kurkuma
2 TL gemahlener Koriander
1 EL Kokosflocken
1 EL klein gehackter frischer Ingwer
1 Lorbeerblatt
150 g Basmati-Reis
1 Bund frischer Koriander
Salz, Pfefferkörner, Limettensaft

Und so geht's:

1. Schäle die Karotte und schneide sie zusammen mit der Zucchini in feine Würfel.
2. Wasche das Mung Dal. Es ist danach direkt verwendbar (alternativ kannst du auch grüne Mungbohnen für dein Gericht nehmen. Diese weichst du über Nacht ein und gießt das Wasser dann ab).
3. Dünste das Mung Dal bei schwacher Hitze in etwas Ghee, Nelken, Zimt, Kardamom, Kurkuma und Koriander bei

schwacher Hitze an. Kokosflocken, Ingwer und Lorbeerblatt fügst du hinzu.
4 Danach gibst du das Mung Dal und den Basmati-Reis in den Topf und lässt beides mit ca. 3 Liter Wasser für 5 Minuten bei starker Hitze kochen.
5 Dann reduzierst du die Hitze, gibst Karotte und Zucchini dazu und lässt alles ca. 20 Minuten köcheln. Schalte den Herd aus und lasse alles noch etwas ziehen.
6 Vor dem Servieren entfernst du die festen Bestandteile der Gewürze, schmeckst mit Salz, Pfeffer und Limettensaft ab und garnierst alles mit Koriander.

YOGAÜBUNG AM ABEND – DAS KROKODIL

Das Krokodil ist eine Wohltat für den unteren Rücken und löst Verspannungen.

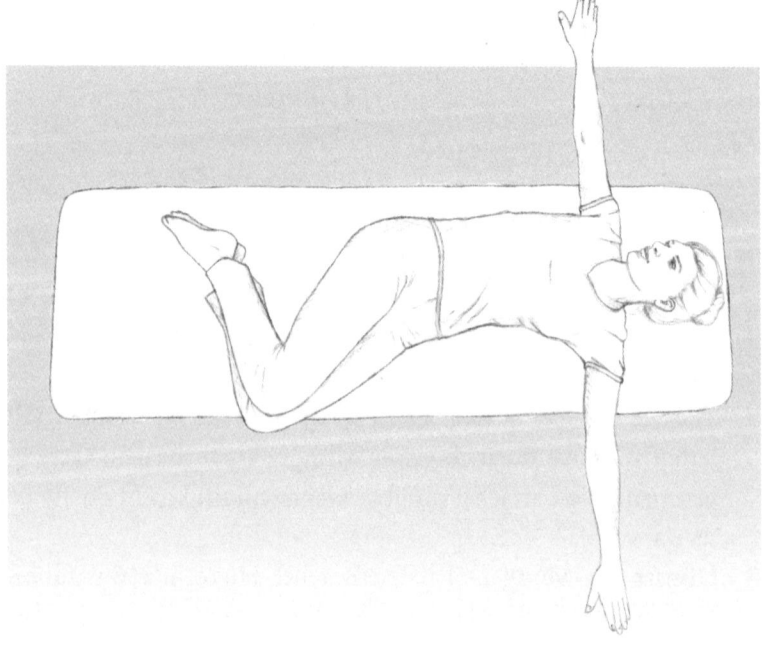

SAMSTAG

- ❦ Mache es dir dazu auf deiner Yogamatte auf dem Rücken bequem, die Arme liegen ausgestreckt neben dem Körper. Nimm zunächst erst mal wahr, wie dein Rücken auf dem Boden aufliegt.
- ❦ Hebe schließlich deine Beine, winkle sie so an, dass Hüfte und Knie jeweils einen 90-Grad-Winkel bilden.
- ❦ Kippe schließlich mit den angewinkelten Beinen langsam zur linken Seite, dabei dreht sich der Kopf in die entgegengesetzte Richtung.
- ❦ Spüre die Dehnung im unteren Rücken für einige Atemzüge, komm dann zur Mitte und führe die Krokodilübung auf der anderen Seite durch.

Du kannst die Übung auch einige Male dynamisch durchführen: In der Mitte atmest du ein, mit dem Ausatmen kippst du nach links, mit dem Einatmen zur Mitte, mit dem Ausatmen nach rechts ... Achte nach der Übung wie immer darauf, was sich in deinem Körper verändert hat.

ZITAT DES TAGES

»Was ohne Ruhepausen geschieht, ist nicht von Dauer.«
Ovid

Sonntag – In perfekter Balance

DEINE HEUTIGEN FRAGEN ZUR INSPIRATION

- Was bedeutet für dich Glück?
- Welche Rolle spielen dein Beruf, deine Familie, deine Freunde, Hobbys, Spiritualität und Sinnhaftigkeit für dein Glücksgefühl?
- Gibt es Bereiche, denen du mehr Zeit und Aufmerksamkeit widmen möchtest?

Formuliere dein Tagesziel und notiere es in deinem Tagebuch.

DEIN PERSÖNLICHES MANTRA

Alles, was ich für mein Glück brauche, ist bereits da.
Ich gebe mir die Erlaubnis, glücklich zu sein.

GLÜCKSMEDITATION AM MORGEN

- Setze oder lege dich hin: Atme und komme ganz bei dir an.
- Atme in deinem Rhythmus mehrere Male ein und aus.
- Es gibt kein Richtig oder Falsch. Versuche, nicht zu werten. Ich möchte dich einladen, alles mit Freundlichkeit zu betrachten. Alles willkommen zu heißen, was da kommen mag.
- Stelle dir nun eine Situation vor, in der du vollkommen glücklich warst oder die deiner Vorstellung von Glück möglichst nahe kommt. Atme dabei weiter entspannt ein und aus.
- Spüre, wie sich mit der Vorstellung von dieser Situation ein warmes, wohliges Gefühl in dir ausbreitet. Lasse die Wärme

in alle Körperteile fließen. Wie ein goldenes Licht breitet es sich in deinem Körper aus, von jeder einzelnen Zehe bis zum Scheitel.

- Atme mit jedem Einatmen noch mehr Glück und goldenes Licht ein. Und spüre, wie es bei jedem Ausatmen deinen Körper noch mehr erfüllt. Es gibt für dich jetzt nichts zu tun, nichts zu wollen. Alles ist perfekt, und du bist ganz in diesem Moment. In diesem Augenblick ist alles so, wie du es dir immer gewünscht hast. Du kannst dich entscheiden. In diesem Moment und in jenem Moment. Und in dem nächsten auch. Für vollkommenes Glück und Harmonie.
- Bleibe für einige Momente in diesem wunderbaren Gefühl. Beginne nun wieder tiefer zu atmen, komme langsam zurück, öffne deine Augen und bewege deinen Körper in deinem Rhythmus. Nimm dir die Zeit, nachzuspüren. Was hat sich verändert?
- Nimm dir anschließend dein Gedanken-Tagebuch und einen Stift zur Hand und reflektiere über folgende Frage: Wann war ich richtig glücklich? Notiere deine fünf größten Glücksmomente.

TIPP DES TAGES

Wann immer es dir möglich ist, gehe hinaus in die Natur. Tiere, Pflanzen, Erde, Steine, Luft – sie alle haben uns so unendlich viel zu geben, wir sind mit der Natur verbunden, ein Teil von ihr. Wer sich viel in der Natur aufhält, heilt. Vieles davon, was wir intuitiv schon lange spüren, ist mittlerweile wissenschaftlich erwiesen und wird weiter erforscht. Waldluft zum Beispiel enthält weniger Staubteile als Stadtluft, mehr gesunde Stoffe, die unser Immunsystem stärken. Schon der Anblick von Bäumen kann unser Nervensystem beruhigen. Vielleicht machst du heute mal

DEIN TAGESABLAUF

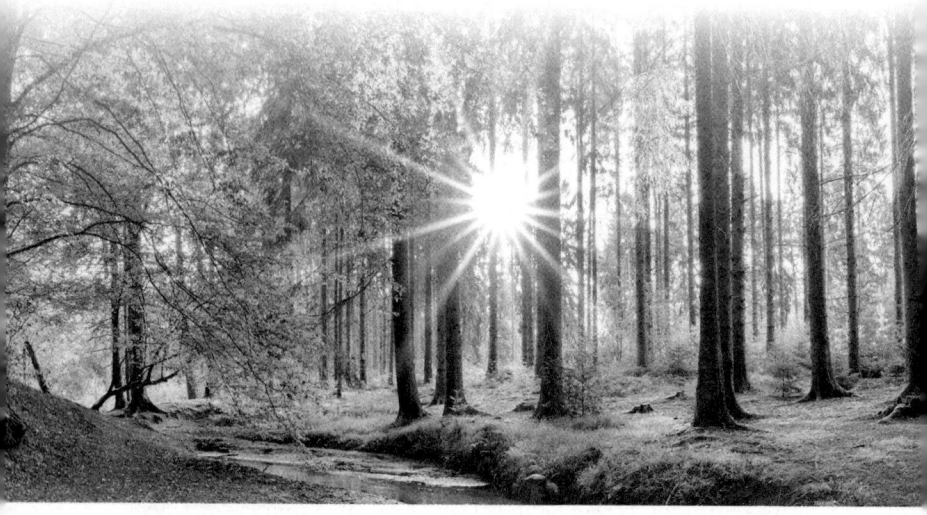

einen Waldspaziergang. Achte dabei auf die vielen Sinneseindrücke, die sich dir bieten: der Geruch nach Nadeln und Moos, das Zwitschern der Vögel, das Grün der Blätter ... Setze dich doch mal kurz auf eine Bank und schließe deine Augen. Deine Ohren werden nun sicher noch mehr wahrnehmen. Lausche auf die Geräusche der Welt um dich herum.

REZEPT DES TAGES

Koche dir doch heute zudem dein Lieblingsgericht. Vielleicht magst du einen Freund dazu einladen. Genieße bereits die Zubereitung mit allen Sinnen. Nimm wahr, wie sich die Lebensmittel anfühlen, welche Farbe sie haben, wie sie riechen. Nutze die Vielfalt der ayurvedischen Kräuter und Gewürze. Mache es dir beim Essen richtig schön und konzentriere dich ausschließlich darauf. Nimm jeden Bissen bewusst wahr und versuche, alle Nuancen herauszuschmecken. Vielleicht servierst du als Dessert die ayurvedischen Energiekugeln. Du kannst sie übrigens auch gut in die Arbeit mitnehmen.

AYURVEDISCHE ENERGIEKUGELN

Das brauchst du für 2 Personen:

Jeweils 100 g getrocknete Datteln, Aprikosen, Rosinen und Mandeln

3 EL Zitronensaft
Kokosraspel

Und so geht's:
1 Zerkleinere die Trockenfrüchte nacheinander im Mixer.
2 Knete die Mischung in einer Schüssel mit dem Zitronensaft zu einem Brei und forme kleine Kugeln.
3 Schließlich wälzt du die Bällchen in Kokosraspeln.

YOGAÜBUNG AM ABEND – DER BAUM

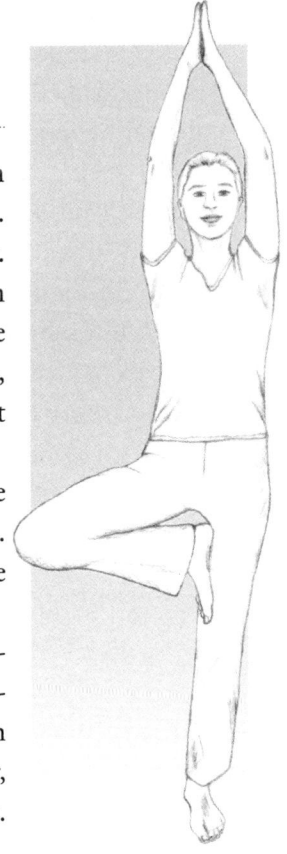

Mit der Yogaübung kannst du dich nach deinem Wochenende verwurzeln und erden. Sie schenkt dir innere Balance und Kraft. Der Baum ist das Symbol für die beiden Qualitäten, die wir brauchen: einerseits die Wurzeln – Vertrauen, Stabilität und Halt –, andererseits der Wipfel – Luft, Leichtigkeit und Sinn.

❀ Stelle dich dazu auf deiner Yogamatte aufrecht mit geschlossenen Beinen hin. Dein Körper ist fest, die Wirbelsäule aufgerichtet.

❀ Nimm dich zunächst für einige Atemzüge in dieser Stellung – der Bergstellung – wahr. Verlagere schließlich dein Gewicht auf das linke Bein, stelle dir vor, dass es tiefe Wurzeln in die Erde schlägt.

— DEIN TAGESABLAUF —

- ❧ Hebe schließlich deinen rechten Fuß auf die Höhe des Knöchels an. Wie fühlt sich das an? Wenn dies problemlos möglich ist, kannst du auch versuchen, den Fuß an das Knie zu bringen. Spüre wieder nach. Fortgeschrittene Yogis bringen den Fuß an den Oberschenkel und die Arme über dem Kopf zusammen. Die Balance hältst du durch einen sanften Gegendruck mit dem Standbein. Es geht hier aber nicht darum, etwas zu leisten, sondern vielmehr zu spüren, wie es sich anfühlt und das Gleichgewicht allmählich zu stärken. Wenn du einen Punkt auf Augenhöhe fixierst, hilft dir das dabei, dein Gleichgewicht zu halten.
- ❧ Führe die Übung schließlich noch auf der anderen Seite durch und spüre nach.
- ❧ Komm schließlich zum Sitzen und schließe die Augen. Lasse deinen Atem in seinem Rhythmus fließen. Stelle dir nun vor, dir erscheint eine gute Fee. Sie sagt, du hast einen Wunsch frei, den du ans Universum schicken darfst und der wahr wird. Was wünschst du dir?
- ❧ Stelle dir die Erfüllung deines Wunsches möglichst konkret vor. Öffne schließlich die Augen und notiere deinen Wunsch in deinem Gedanken-Tagebuch.

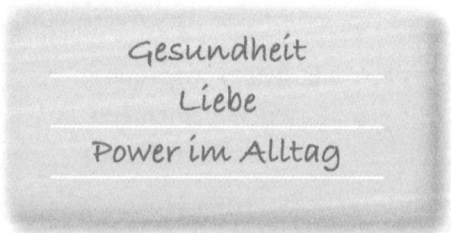

DAS ZITAT DES TAGES

»Das Glück liegt in uns, nicht in den Dingen.«
Buddha

Extra – Der Sonnengruß

BONUSÜBUNG FÜR JEDEN TAG DER WOCHE

Krieger, grüß mir die Sonne! Wann immer du die Zeit findest, beginne deinen Tag mit dem Sonnengruß. Du kannst ihn dreimal auf jeder Seite, also insgesamt sechsmal, oder sechsmal auf jeder Seite, also insgesamt zwölfmal, durchführen. Es kostet dich vielleicht Überwindung, gleich am Morgen deinen Körper zu dehnen und zu strecken. Wenn du es einige Male ausprobiert hast, wirst du feststellen, wie gut es deinem ganzen Organismus tut.
Der Sonnengruß harmonisiert alle Lebensenergien und schenkt dir Lebenskraft für einen energievollen Tag. Dein Kreislauf kommt in Schwung und dein Stoffwechsel wird angeregt. All deine Muskeln werden gelockert und gewärmt. Du kannst selbst steuern, wie intensiv du die einzelnen Übungen ausführst. Der Sonnengruß wird seit Tausenden Jahren praktiziert, der hinduistische Gott der Sonne (Surya) sollte damit ursprünglich geehrt werden. Daher auch der Sanskrit-Name des Sonnengrußes: Surya Namaskar. Dieses Ganzkörper-Workout ist auch aus heutiger Sicht sehr durchdacht und hält nicht nur den Körper, sondern auch Geist und Seele flexibel und jung. Unabhängig davon, wie alt du bist, der Sonnengruß vitalisiert und schenkt neue Lebensfreude. Führe den Sonnengruß langsam durch, bleibe am Anfang, bis du die Übungen kennst, für einige Atemzüge in jeder Position, und achte beim Wechsel der Positionen auf den Ein- und Ausatemrhythmus. Wenn dir die einzelnen Übungen vertraut sind, kannst du den Sonnengruß fließend durchführen. Du kannst auch hier gern zwischenatmen. Versuche, für diese Minuten wirklich im Moment zu sein und die Dehnung deines Körpers genau zu spüren.

Praktiziere den Sonnengruß im Wechsel zwischen rechter und linker Seite. Beginne rechts.

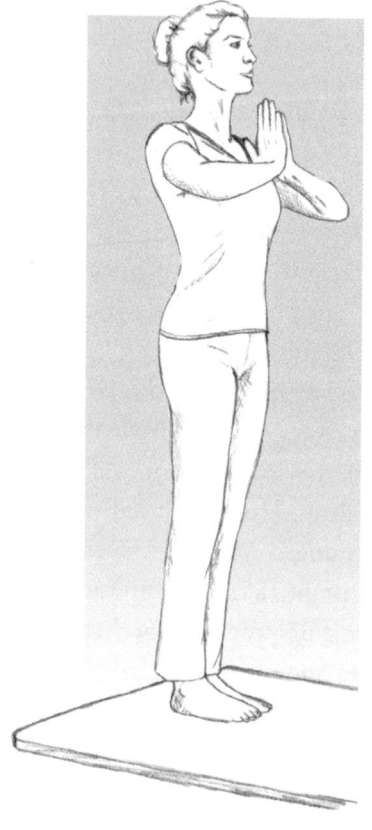

1. Position:
Ausgangsstellung (Bergstellung): Stelle dich aufrecht an den vorderen Rand deine Yogamatte. Die Füße stehen geschlossen nebeneinander. Drücke jetzt die Handflächen vor der Brust in der Gebetshaltung gegeneinander. Achte darauf, dass du dabei nicht die Schultern hochziehst oder ein Hohlkreuz bildest. Rücken und Hinterkopf bilden eine gerade Linie. Halte die Stellung ein paar Sekunden lang. Atme dabei tief ein und aus.

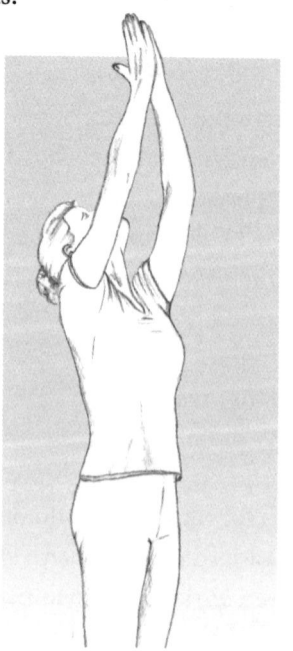

2. Position:
Atme durch die Nase ein und strecke dabei langsam die Arme über den Kopf nach hinten. Schaue nach oben. Atme gleichmäßig weiter. Achte darauf, dass sich der Brustkorb weit öffnet.

3. Position:
Atme aus und beuge dich dabei mit geradem Rücken nach vorn. Lege die Hände etwa schulterbreit auseinander fest auf den Boden. Achte darauf, dass alle Finger und der Daumen aneinanderliegen. Schaue zum Bauchnabel. Die Beine sind gestreckt. Wenn du so mit den Händen nicht auf den Boden kommst, winkle die Beine leicht an. Wichtiger ist, dass beide Hände fest auf dem Boden liegen. Atme durch die Nase ein, durch den Mund aus.

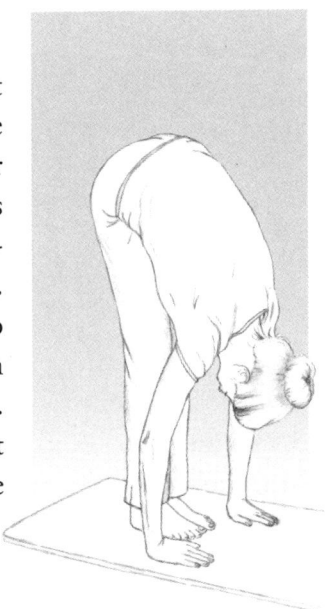

4. Position:
Atme ein, gehe langsam in die Hocke und strecke dabei das linke Bein nach hinten. Die Zehen und das Knie liegen auf dem Boden und dienen als Stütze. Schaue nach vorn oder leicht nach oben und atme gleichmäßig weiter.

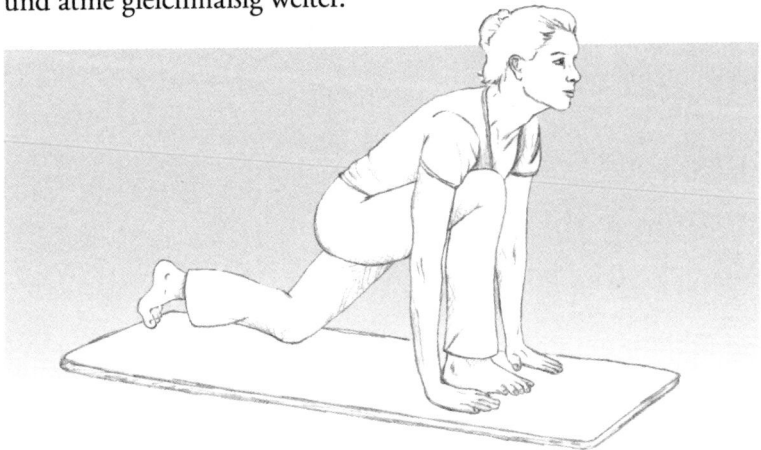

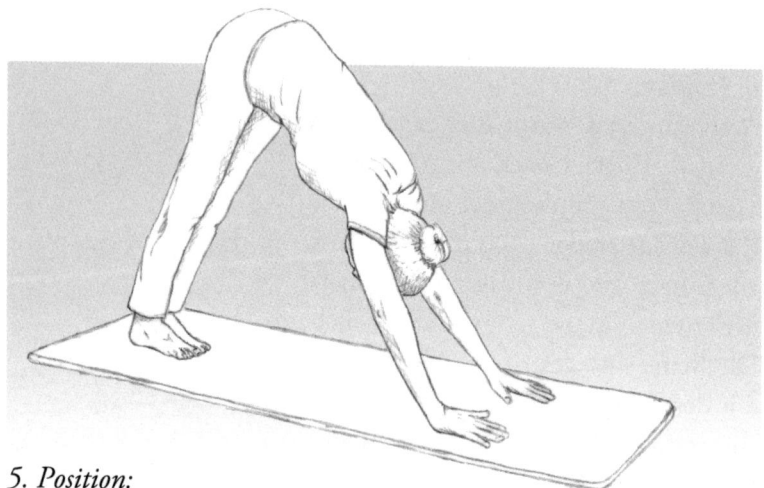

5. Position:
Atme aus und strecke dann auch das rechte Bein nach hinten und den Po nach oben. Die Fersen stehen fest auf dem Boden. Die Beine sind durchgestreckt und der Rücken ist gerade. Bleibe ein paar Sekunden lang in der Stellung. Atme dabei tief ein und aus. Diese Stellung nennt sich »der Hund«.

6. Position:
Atme dann aus, senke dabei langsam deinen Körper, sodass Knie, Brust und Kinn nacheinander den Boden berühren, jedoch nicht das Becken. Bleib ein paar Sekunden lang in der Haltung. Atme gleichmäßig weiter.

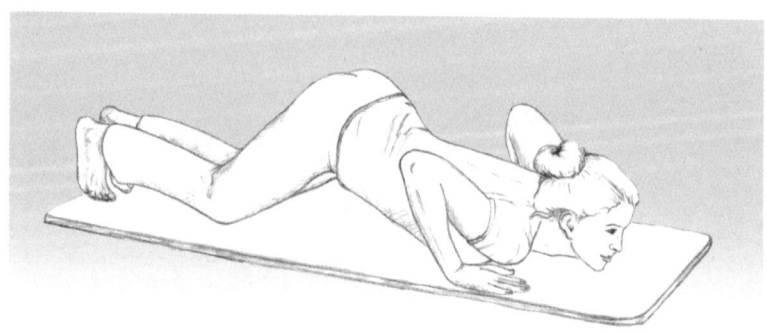

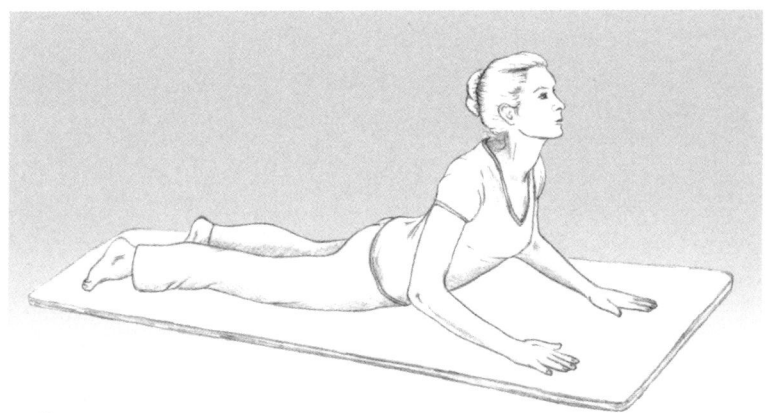

7. Position:
Atme ein und drücke deinen Oberkörper mit den Händen nach oben. Das Becken bleibt auf dem Boden. Lege den Kopf in den Nacken. Bleibe ein paar Sekunden lang in der Stellung und atme gleichmäßig weiter. Achte darauf, dass Beine und Po locker sind. Diese Stellung nennt sich »die Kobra«.

8. Position:
Drücke dich dann mit Händen und Füßen wieder in die 5. Position. Atme dabei aus.

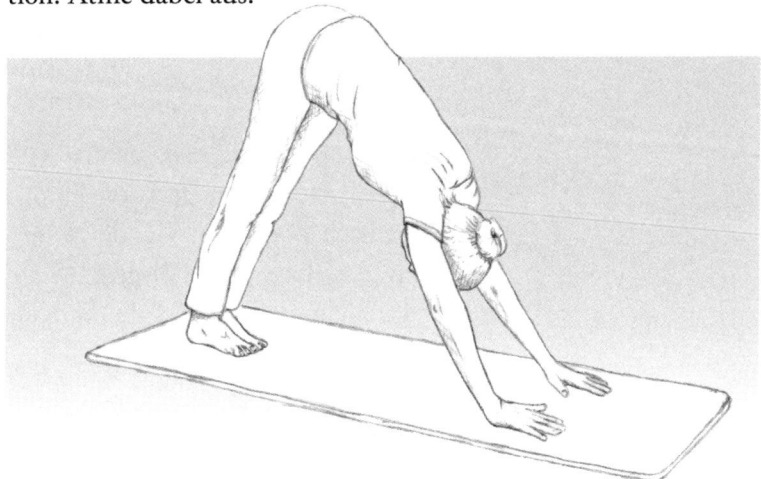

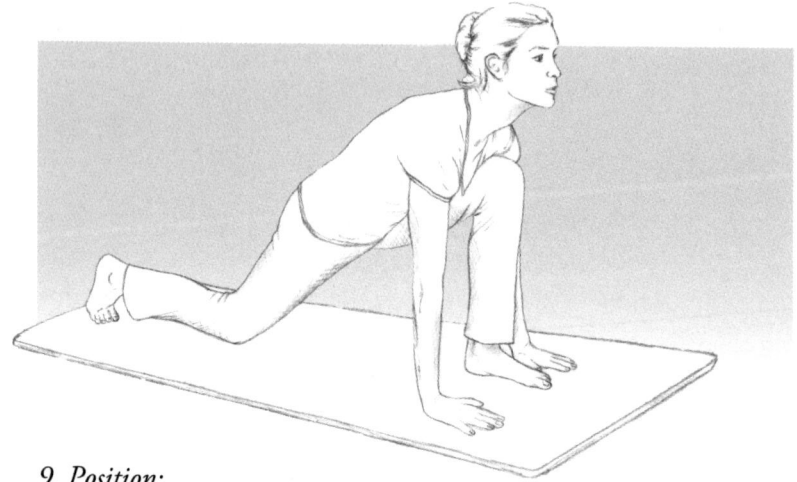

9. Position:
Mache dann langsam mit dem linken Fuß einen großen Schritt nach vorn. Atme dabei ein. Bleib ein paar Sekunden lang in der Stellung und atme gleichmäßig weiter.

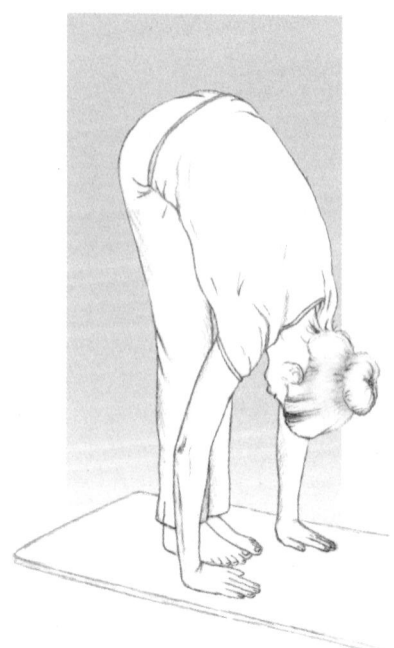

10. Position:
Atme aus, führe den rechten Fuß neben den linken und strecke den Po nach oben. Die Hände bleiben an derselben Stelle liegen. Wenn das nicht geht, kannst du die Knie wieder beugen (wie Position 3).

EXTRA – DER SONNENGRUSS

11. Position:
Atme dann ein und strecke dabei langsam die Arme über den Kopf nach hinten.

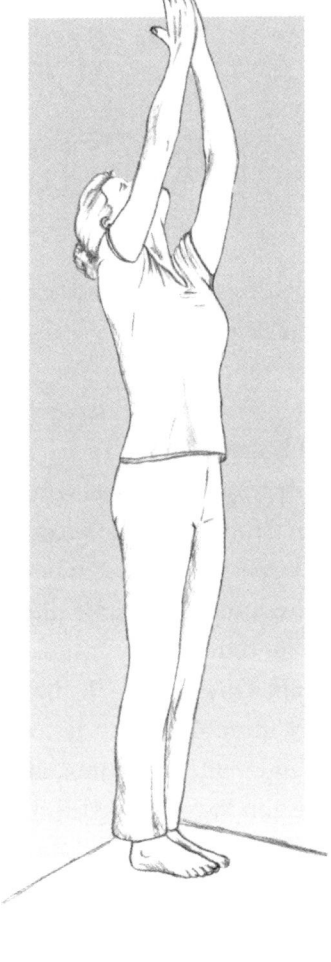

12. Position:
Atme aus und schließe den Zyklus in der Ausgangsstellung. Drücke die Handflächen vor der Brust gegeneinander. Bevor du den nächsten Sonnengruß startest, bleib einen Moment in der Ruhestellung stehen und atme tief durch.

SCHLUSSWORT: DAS GLÜCK IST IMMER DA

Ich freue mich, dass ich dich auf deiner Reise durch die Woche begleiten durfte. Natürlich kannst du künftig die Übungen und Rezepte variieren und genau auf deine Bedürfnisse zuschneiden. Du wirst schnell feststellen, wie groß der positive Effekt auf deine Gesundheit und dein Wohlbefinden ist. Dazu musst du in der Regel gar nicht viel verändern. Das Allerwichtigste ist deine innere Haltung zu dir selbst.

Versuche, zu deinem besten Freund zu werden, zu deinem inneren Verbündeten: Halte dich nicht mit vermeintlichen Schwächen – wer bitte hat überhaupt das Recht, dies zu bewerten? – und nicht mit Dingen auf, die dir angeblich fehlen.

Widme dich stattdessen dem in dir schlummernden Potenzial und deinen Talenten, all dem, was du hast – dann wirst du bald einen Wandel erleben. Du wirst dich fitter, ausgeglichener, stressresistenter fühlen, obwohl sich an den objektiven Belastungen nichts geändert hat.

Unternimm die Reise zu dir selbst – es wird die spannendste und lohnenswerteste Reise deines Lebens sein.

Denke immer daran und versuche dies als Lebensgefühl zu verinnerlichen: Das Glück ist immer da! In jedem Menschen, jeden Tag, jeden Moment, in jedem einzelnen Atemzug. Die Blume am Wegrand, das Essen am Abend, der Sonnenaufgang, eine Meinungsverschiedenheit, aus der wir lernen können … Diese »kleinen« Dinge bilden in der Summe das, was man ein glückliches Leben nennt.

DANKSAGUNG

Mit Ayurveda steht uns allen der Weg zu Gesundheit und Glück bis ins hohe Alter offen. Dieser Weg ist mit Leichtigkeit und Freude für jeden Einzelnen von uns nutzbar. Seit rund 35 Jahren erlebe ich als Ayurveda-Therapeutin die segensreiche Wirkung, die Ayurveda für die Menschen hat. Das jahrtausendealte und zugleich höchst aktuelle Wissen der indischen Heiler den heutigen Bedürfnissen anzupassen und für viele Menschen zugänglich zu machen ist die Mission, die mich antreibt. Ich empfinde es als Geschenk, mein Wissen, das ich meiner Familie und meinen spirituellen Lehrern und Meistern verdanke, mit dir teilen zu dürfen. Mein aktuelles Buch gibt dir die Möglichkeit, Ayurveda in deine (Arbeits-)Woche zu integrieren. Mein innigster Wunsch ist, dass dir diese kleinen Änderungen ein hohes Maß an Freude und Lebensenergie schenken. Ein großes Projekt wie ein Buch kann nur gelingen, wenn viele Menschen mithelfen, ihr Wissen und ihre Leidenschaft mit einbringen. Ich danke meinem Mann und meinen Töchtern, die mir den Rücken freigehalten und mich immer ermuntert haben. Ich danke meinem wunderbaren Team einzigartiger Frauen in meiner Ayurveda-Praxis in Augsburg, die mich mit Ideen, ihrem Wissen, mit Ingwerwasser und Kaffee unterstützt haben. Mein Dank geht zudem an Claudia Wohlhüter für ihre wertvolle Unterstützung bei der Realisation dieses Buches sowie an den Mankau Verlag für die wunderbare Kooperation. Und ich möchte mich bei dir dafür bedanken, dass du dich dem ayurvedischen Heilwissen öffnest und damit dein Glück und deine Gesundheit in die eigene Hand nimmst.

Deine Balvinder Sidhu

BÜCHERTIPPS AUS MEINER FEDER

Ayurveda Detox. Mankau Verlag 2019, ISBN 978-3-86374-499-1

Das Ayurveda Glücksbuch: In 6 Stufen zum Herzensziel. Südwest Verlag 2011, ISBN 978-3-517-08736-8

Energiequelle Ayurveda: Indisches Heilwissen bei Erschöpfung, Stress und Burnout. Mankau Verlag 2015, ISBN 978-3-86374-205-8

REGISTER

Achtsamkeit 8f., 17, 50, 67, 70ff., 111, 140
Affirmationen 92, 104f.
Agni (Verdauungsfeuer) 33, 38, 42f., 48, 68
Ama (Schadstoffe) 77f., 80, 95
Angst 66
Antlitzdiagnose 77f.
Asafötida 48
Asanas 57f., 60, 104
Atmung 58, 92, 110, 144f.
Augendiagnose 78f.
Ayurveda
– Geschichte 14ff.
– zentrale Elemente 37ff.

Bewegung 68, 91f.
Burn-out 15, 62

Chakren 39, 58ff., 96f., 125

Depression 32, 35, 52
Diagnosetechniken 73ff.
Dinkel 41
Dosha-Konstitutionen 26ff.
Dosha-Selbsttest 28, 68, 84ff.
Drittes Auge 60

Energiezentren → Chakren
Entgiftung/Entschlackung 25, 38, 50ff., 69
Entspannung 25, 68, 92, 94, 138
Erkältungen 29, 35, 47, 52, 62
Ernährung 25, 32, 34f., 37ff., 45ff., 66, 68
Erschöpfung 15, 29, 52, 62, 69

Farben 25, 30, 44, 58ff., 92, 94, 96f.
Fenchel 49
Flüssigkeitszufuhr 45, 54
Fünf Elemente 24, 26, 42

REGISTER

Gedanken-Tagebuch 53 f., 69, 101 ff., 107, 109, 138 f.
Gemüse 40 f., 45
Gerüche 25, 30, 44, 58
Geschmacksrichtungen 43 f.
Gesundheit (Svastha) 67 ff.
Gewürze 38, 42, 47 ff., 69, 95, 105
Ghee 47, 113 f.
Golden Milk 130

Haarausfall 29, 52, 62, 93
Heilpflanzen/-kräuter 39, 42, 47 ff., 69, 105 f.

Immunschwäche 15, 32
Infekte → Erkältungen
Ingwer(wasser) 38, 45, 47, 95, 111 f.
Inspiration (Fragen) 109, 115, 121, 128, 133, 138, 144
Intuition 39, 57, 60, 96 f., 106

Kapha 24 ff., 88 f., 94 f.
Kapha-Energie 34 ff., 43
Kardamom 49
Konzentrationsübung 128 f.
Koriander 48
Körper/Geist/Seele 10, 15 ff., 19 ff., 29, 39, 50 ff., 68, 75, 77, 98
Krankheiten, chronische 29
Kreuzkümmel (Cumin) 48 f.
Kurkuma 48

Lebensenergien (Doshas) 24 ff., 28 ff., 42 ff., 67 f., 73
Lebensmittel 105 f.
Lebensrad 98 ff.

Magen-Darm-Probleme 52
Mahlzeiten 46
Malas (Ausscheidungen) 79 f.
Mantras 104 f., 109, 115, 121, 128, 133, 138, 144
Massage 17, 39, 54, 60 f., 92, 94, 107, 140
Meditation 14, 16 ff., 32, 54 ff., 66 f., 92, 103, 106, 126 f., 144 f.
Mikrokosmos/Makrokosmos 15, 20 f., 26 f.
Müdigkeit → Erschöpfung

Nageldiagnose 79

Obst 41
Ölziehen 53, 107

Pancha-Karma-Kur 50 f., 60
Pitta 24 ff., 87 f., 93 f.
Pitta-Energie 33 f., 43, 47
Pulsdiagnose 25, 28, 73 ff., 85

Reis 41
Rezepte 111 ff., 118 f., 123 ff., 130 f., 135 f., 141 f., 146 f.

Safran 49
Schlaf(störungen) 52, 108
Selbstverantwortung/-fürsorge 10, 23, 64 ff., 71 f., 107
Senfsamen 49
Sonnengruß 149 ff.
Stress 25, 30, 58, 91, 93, 111

Tipp des Tages 106 ff., 110 f., 116 f., 123, 129, 134, 139 f., 145 f.
Tridosha-System 25, 27

Übungen 110, 114 ff., 119 f., 121 f., 126 ff., 131 ff., 136 ff., 142 f., 147 f.
Unterbewusstsein 57, 103 f., 106

Vata 24 ff., 85 f., 91 f.
Vata-Energie 31 f., 69
Verdauung 10, 33 f., 38, 40 f., 46, 48 f., 54, 66, 69, 74, 79 f., 92
Vertrauen 66
Visualisierungsübungen 54, 98 ff., 103, 115 f., 136 f.

Wasser 45, 54
Wochenplan 109 ff.

Yoga 17, 32, 39, 57 f., 66, 92, 104, 106, 121 f., 133 f., 142 f., 147 f.

Zentrierung 131 f.
Ziele setzen 100 f.
Zimt 48
Zitat des Tages 114, 120, 127, 132, 137, 143, 148
Zungendiagnose 76 f.
Zungenreinigung 53, 107

Bücher, die den Horizont erweitern

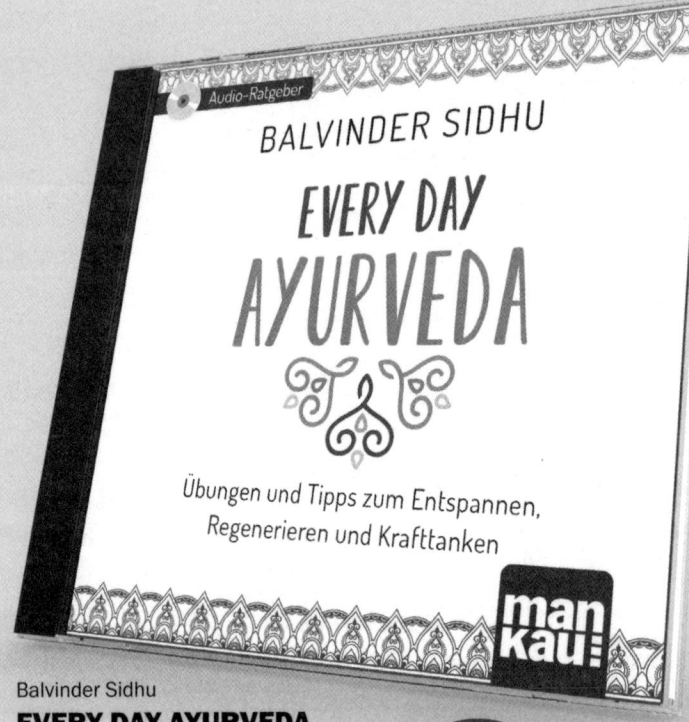

Balvinder Sidhu
**EVERY DAY AYURVEDA.
AUDIO-RATGEBER**
Übungen und Tipps zum Entspannen,
Regenerieren und Krafttanken

UVP 12,95 € (D/A)
ISBN 978-3-86374-569-1

Auch als Download erhältlich!

Dein Alltag ist stressig und aufreibend? Du willst mehr für dich tun? Du bist bereit, jeden Tag ein paar Minuten in dein Glück und deine Gesundheit zu investieren?

Dieser Audio-Ratgeber bietet dir Inspirationen, Mantras, Meditationen und Übungen für deine perfekte Woche mit Ayurveda. Von Montag bis Sonntag begleitet dich Ayurveda-Expertin Balvinder Sidhu mit konkreten Tipps auf deiner Reise zu deiner ursprünglichen Lebenskraft.

Im ersten Teil des Audio-Ratgebers lernst du die wichtigsten ayurvedischen Methoden kennen und erfährst, wie du sie optimal für dich nutzen kannst. Im großen Praxisteil setzt du dir für jeden Wochentag ein persönliches Ziel, das du mit Hilfe der ayurvedischen Übungen erreichen kannst.

Erlebe, wie dein Inneres von neuer Energie durchströmt wird und dein Äußeres zu strahlen beginnt!

Sprecherin ist Monika Eßer-Stahl.